人は変われる

［大人のこころ］のターニングポイント

高橋和巳

筑摩書房

人は変われる　目次

第二章　「新しい解釈」の可能性

人は変われる――「大人のこころ」のターニングポイント

本文イラスト　㈱メルプランニング

プロローグ　成人後、人は発達するか

人が自分から離れて自分自身を見つめることは容易なことではない。しかし、本当に自分と一緒になって生きることはもっと難しい。

人の発達とは自分の中にもっと自分らしい自分を発見することである。ところが、大人になった私たちはこの作業を中断してしまうことが多い。もう、自分も自分をとりまく世界も変わらないと、思い込んでしまうのである。

ストレスと人生の解釈

ストレスの解釈

ストレスを考えるとき、私たちはそれが自分の外からやってくるものとばかり考えている。ある日突然、自分にストレスが襲いかかり、精神的、肉体的苦痛を与えるのだ、と思っているのである。だから、ストレスの少ない生活を送るには、環境を良好に保ち、ストレスに曝《さら》されそうな場所には近づかないようにして毎日を送らなければならない、ということになる。

しかし、実はこの考えは間違っている。ストレスというのは、私たちの外から一方的にやってくるものではない。たしかに、ストレスのきっかけは自分の外側にあることが多いのであるが、それだけではない。たとえば、私たちは自分の心の状態によっても、ストレスの受けとめ方が変化することを経験している。ストレスは外側からやってくるだけではなく、私たちの内側の条件によっても変化するのである。

このあたりの、ストレスとそれを受ける人との関係をダニエル・フリードマンは、次のように表現している。

「ストレスは身体と心が結びついてなされる行動であり、危険を評価し、一瞬のうちに反応の仕方を調整することを含む。ストレスの引き金を引くのは、危険の認知であって、出来事そのものではない。この認知は、その人の気質と経験によって異なる」

彼は、ストレスとは私たちの周りに起こる出来事そのものではなく、出来事を私たちがどう解釈するかで決まる、と述べているのである。

私たちは自分の住む世界とその中で起こる出来事を、人それぞれにさまざまに解釈して、毎日生活している。その解釈は一人ひとり微妙に異なっており、一様ではない。ある朝、夫が急にそれまでになく優しくなったと感じたとき、ある人は夫に何かいいことがあったのだ、と期待に胸をときめかせるかもしれないが、またある人は、浮気でもしはじめたのか、と疑いはじめるかもしれない。同じ現象を人それぞれに解釈するのである。

ストレスについてもこれと同じことが言える。

たとえば、何の説明もなくいきなりジェットコースターに乗せられた子供は、それこそ大きな精神的、肉体的なダメージを受けるかもしれないが、一方、ジェットコースターがスリルを楽しむ乗り物であると知って乗った子供は、翌日友だちに自分の経験を自慢するに違いない。

同じ出来事に出会っても、それに対する解釈は人によって異なり、その結果、同じ出来事が、ある人には大きなストレスになったり、またある人には逆に喜びになったりするのである。

ストレスを受けると私たちの身体の中には、さまざまの物質的な変化が現れる。アドレナリンやノルアドレナリン、ステロイドなどの幾種類もの化学物質が分泌されて、不安が湧き起こり、胸がドキドキしたり、血圧が上がったり、手足が震えたりする。

私たちは、こういった身体の変化をストレスによって引き起こされる身体の自動的な反応であるかのように思っているが、それは正しくない。この一連の変化の引き金を引いているのは、ストレスそのものではなく、実は私たちがある出来事に直面して、それをストレスと感じた心の動きなのである。

言い換えれば、出来事に対する私たちの解釈が身体の変化を引き起こすのである。この解釈は私たちの意識の中で一瞬のうちに行なわれ、それが中枢神経系を通してたちまち全身に伝えられ、さまざまな症状として現れる。

もし、同じ出来事がストレスとして解釈されなければ、これら一連の身体の変化ははじめから起こらない。

人生の解釈

私たちの毎日の生活は、何十件、何百件の出来事の連続である。朝の食事、通勤、取引先との打ち合わせ、書類の整理、電話、昼休み、会議、夕方の団らん、テレビ……。その一つひとつを私たちは解釈して生きている。毎日同じように繰り返される物事に対しては私たちの解釈は固定し、それに対してストレスも感じないし、特に喜びも感じない。しかし、新しい出来事が起こると新しい解釈が要求される。その結果、私たちはそれをストレスと感じたり、喜びと感じたりする。

このように解釈が固定されていたり、あるいは新しく求められた解釈であったりする違いはあるが、毎日の生活が絶え間ない出来事の連続と、それらに対する私たちの解釈の積み重ねであることは、間違いない。

会社の中で起こる出来事の一つひとつにいつも緊張して反応している人は、夕方仕事が終わるころには、ストレスで身も心も疲れきってしまうであろう。彼は満員電車に揺られてヘトヘトになって家にたどり着くのがやっとである。一方、まったく同じ出来事をストレスと感じない人は、夕方仕事が終わってもまだエネルギーがあり余っている。帰宅前にスポーツクラブに通ったり、趣味の時間にそのエネルギーを注げるのである。この両者の違いは、体力の差ではない。出来事に対する解釈の差である。

このように、出来事に対する解釈の違いは、一つひとつのストレスについてだけでなく、私たちの人生の時間をも変えてしまうのである。その結果、ある人にとっては豊かな時間が流れ、ある人にとってはいつも緊張した時間だけが流れているのである。

いま、目の前に宝くじの当たり券が一枚あったとする。当選番号を知っている人はそれを持って銀行に出かけ、たくさんの富を手に入れることができる。しかし、番号を知らないままでいる人にとっては、券は何の役にも立たない、単なる一枚の紙きれでしかない。知らないままにやがて一年がたち、期限が切れてしまえば本当にただの紙きれになってしまう。二人の違いは、当選番号というそれ自体では何も生み出すはずのない何桁かの数字の情報を知っているか否か、その情報にもとづいて自分の番号を正しく解釈するか否か、の違いだけである。知識とそれにもとづいた解釈が富を生んだり、生まなかったりするのである。

私が本書で述べようとしていることは、この宝くじの解釈と同じことが、私たちの人生についても言えないであろうかということである。

つまり、いままで知らなかったことを知り、それを用いて人生を新しく解釈する、その結果、同じ人生を豊かに送れるようになる。一方、知らないまま古い解釈を使いつづけていれば人生は変わらない。解釈の違いによって同じ人生を豊かに送ったり、貧しく送ったりすることがありえないであろうか、ということである。

もし、そういうことができて、いままで自分が持ってきた解釈を変え、新しい目で自分や社会や人生を見直すことができ、その結果、自分の人生がより豊かになったのなら、その人は、大きな精神的発達を遂げたことになる。

私たちは、成人後、このような新しい価値観を獲得して、さらに精神的な発達を遂げることが可能であろうか。

いままでの発達心理学

この問題について考えを進める前に、人の精神的な発達について心理学の分野でいわれていることを簡単に紹介しておきたい。

人の生涯の精神的な発達について、最初に詳しく述べたのは心理学者エリック・エリクソンである。彼の唱えたライフサイクル・モデルは、幼児から老年に至るまでの人間精神の発達を八段階に分け、人間の精神は生涯を通じて発達するとした。

彼の唱える精神的発達を理解するキーワードとなるのは、「自我同一性《アイデンティティー》」という言葉である。自我同一性とは、自分がどういう人間であるかを知り、それを自分のものとして受け容れ、満足していくことであり、この自我同一性を実現していく過程を精神の発達と彼は位置づけた。

一生を貫く自我同一性の全体像はほぼ二十歳代に完成する。このころまでに人は、自分が何者で、どんな人と交流を持ち、社会の中でどんな役割を担っているかを自覚し、その役割を自分のものとして受け容れるのである。この自分の受け容れに成功した人は、大人として安定した精神を獲得する。自分は誰かという自分に対する像と、他人からもそう見られているという像とができあがるのである。もし、この自我同一性が獲得できないと、精神的な発達は思春期で止まってしまい、いつまでも自分の役割に混乱し、孤独感を深めるのである。

この自我同一性は年を経るごとにさらに磨きをかけられ、精神の発達の最終段階では、自我統合の段階と呼ばれるところに到達する。そこでは、自分の生きてきた世界と自分自身に満足し、死をも含めて自分の人生を受け容れるのである。

一方、スイスの心理学者で知能の発達心理学を打ち立てたジャン・ピアジェは、人の発達段階を、いかにして人は複雑な「概念を操作」できるようになっていくか、という論理学のキーワードでまとめた。

彼は、人の発達を五段階に分けた。それは言葉を知る以前の乳幼児の段階から、数多くの言葉を使いこなせるようになる学童期を経て、最終的にはもっとも抽象的な言葉を「操作」できるようになり、複雑な論理的思考ができるようになる成人期までの過程である。

成人になって抽象的・論理的な言葉を自由に「操作」できるようになって、はじめて私たちは自分の内面や他人との関係、自分の死を考えることができるようになる。自分とか、人生とか、死、愛、時間という抽象的な言葉は、子供には扱えない。二十歳代までに完成するこの抽象的・論理的思考の能力のおかげで、私たちは自分とは何かと考え、心の中に浮かんでくる複雑で、うつろいやすい繊細な感情を分析できるようになる。この能力を獲得するのが精神的発達である。

このようにエリクソンは自我同一性を実現していく過程として発達段階を八段階に分け、概念を操作するという思考の側面に注目したピアジェは五つに分けた。段階の分け方も、キーワードもそれぞれに異なるが、両者に共通しているのは、人間の精神的発達の大きな部分は生まれてから二〇歳ごろまでに完成するということである。だから、彼らの著作のほとんどの部分は、いかにして人間は大人になっていくか、という記述に費やされており、幼児期や思春期については詳しく書かれているが、成人期以後の精神的発達についてはあまり、もしくはほとんど書かれていないのである。

これを逆に考えれば、成人して以後には、それ以前に人間が経験するような大きな精神的発達はみられない、ということである。これは、なにもエリクソンやピアジェに限ったことではない。フロイトや他のほとんどの発達心理学を研究した人々に共通の理解である。

これまでの発達心理学の興味は、いかにして人は大人になっていくか、という問題に対して注がれてきたといってよい。

しかし、こういった心理学の大きな流れに対し、少数派ではあるが、人生後半の成熟した人間を研究の中心に据えた心理学者もいる。

アブラハム・マスローはその一人である。

彼は人が成長して平均的な大人になっていく過程にはあまり興味がなかった。彼が興味を持ちつづけたのは、平均的な大人を超えている少数の大人たちであった。マスローが考えた優れた大人たちとは、人生を楽しみ堪能している人々で、彼のキーワードを用いれば、「自己実現」を果たした人々、つまり、自分の持っている才能や潜在力を十分に開発し、利用し、その結果、人生を明るく生きている人である。そして、これらの少数の人々はなにも特別な人ではない、むしろまったく平凡な人間であり、他の大人と違うところは、平凡な人間の能力や力をくじかれたり抑圧されていないだけである、と述べた。
マスローは平均的な大人は、さらに自分自身を発達させていく可能性を持っていると結論している。

精神的発達と「大人の解釈」

私は、以後、本書で成人以後の人の精神的な発達について考えるのに、「解釈」という言葉をキーワードに用いて議論を進めてみたいと思う。

この言葉を用いて、仮に人の精神的な発達とは何かを説明すると、次のようになる。

精神的な発達とは、生まれてから成人になるまでの間に段階を追って獲得する「各発達期に特徴的な世界と自分についての解釈」である。

私たちは、生まれてから段階的な精神的発達を遂げ、成人となる。その途上で変わっていくのは、私たちが持つ、自分と自分をとりまく世界に対する解釈である。発達段階を乳児期、幼児期、学童期、思春期、そして成人期の五段階に分けるとすれば、各段階にはその段階に特徴的な世界と自分についての解釈がある。新しい解釈を獲得したときに、私たちは精神的に成長し、その結果、乳児期から幼児期に飛躍し、さらに学童期、思春期を経て、成人となる。

成人と乳児との精神的発達の違いは、自分と世界に対する解釈の違いである。

乳児にとって世界とは、母親の乳房の柔らかさと母乳の温かさであり、自分とは、その柔らかさと温かさの感覚を持っている何者かである。乳児はこの狭い世界と限定された自分の中に生きている。これが、乳児の自分と世界に対する解釈のすべてである。しかし、成長して幼児期、学童期になるにつれてこの狭い子供の世界は広がっていく。母親以外の他人を認識し、仲間を知り、乳房以外のものを知るからである。このとき、もはや世界は自分と母親だけではない。

思春期になれば、世界はさらに広がり、自分と社会との関係を知り、その中での自分の役割を学びはじめる。

このように広がってきた世界は、三〇歳くらいで完成し、私たちは、自分や世界に対する安定した解釈を持つようになる。このできあがった解釈をここでは、成人の私たちが共通に持つ自分と世界についての解釈＝「大人の解釈」と呼ぶことにする。

自分とは、世界とは

では、「大人の解釈」（＝成人の共通解釈）は、自分と世界とをどのように見ているのであろうか。

それによれば、私たちは自分と世界について「客観的な理解」を基礎にして生きている。

私たちの周りには、自分の使っているベッド、住んでいる家、道路、マーケット、交通機関などの物質的な存在と、その中で機能している私と家族との関係、友人や近所の人との関係、会社組織との関係などの人と人のつながり、つまり人間関係とがある。

世界は、この二つ、物質的なものと人間関係によって構成されている。そして、この二つはともに私たちにとっては、「客観的な存在」である。

「客観的な」という意味は、この二つが私の気分の変動や考え方の変化によっては影響を受けることはない、私とは独立して存在している、という程の意味である。私が望もうが嫌おうが、二つはいつも変わらずに存在している。これが客観的という意味である。

このように、物質的な存在と人間関係という二種類の客観的存在によってこの世界が構成されているというのが、「大人の解釈」による世界である。

では、自分とは何か。

「大人の解釈」によれば、自分とは、その二つの客観的な存在の中に生き、その二つの客観的な存在によって支えられている一人の人間である。

具体的には、家族から父親や夫として認められ、会社から課長として辞令をうけ、政府から日本人として保護されているように、人間関係の中で支えられている一人の人間である。また、自分のベッドを持ち、自分の車を持ち、自分の定期を持って通勤電車を利用し……、というように物質的な存在によっても支えられている一人の人間である。

これが、「大人の解釈」による世界と自分である。

さて、私たちはそれぞれ職業が違い、家族が違い、住む場所が違い、生まれた年が違っても、自分たちや世界について共通の解釈を持っていることを知っている。それは、「大人の解釈」が土台としている二つの客観的な存在、つまり、物質的存在や人間関係はだれにでも共通だからである。この共通の土台に立って、自分や世界を解釈している私たち大人は、その結果、自分や世界について似たような価値観を持つようになる。この価値観が大人の価値観である。

価値観というと難しいように聞こえるが、具体的には大人の礼儀をわきまえているとか、世間を知っているとか、親戚に不幸があったときには大切なビジネスの約束でも直前にキャンセルが許されるとか、そういったさまざまな行動のときに出てくる大人の判断の基準である。それは、互いの人生をスムーズに送るための共通のルールのことであり、大人同士の礼儀であり、大人のつきあいである。

この大人同士の互いの、「あ、うん」の呼吸、暗黙の了解は子供には理解できない。この共通の解釈を獲得し、呼吸を覚えることが、私たちが成人期に達することである。

大人の心は発達するか

成人後の「新しい解釈」について

再びストレスとその解釈について考えてみたい。

「大人の解釈」（＝成人の共通解釈）を土台にして生きている大人の私たちは、共通の価値観を持っているので、ある出来事に対してまったく違った解釈をするのは稀で、多くの場合互いによく似通った解釈を下していることが多い。

このことは、ストレスの解釈についてもいえる。たとえば、上司からの叱責や部下からの非難は、普通はだれにとっても、自分の存在を脅かすいやな出来事であると解釈される。その結果、これらの叱責や非難は万人共通のストレスであると思われ、そして、この共通性ゆえに、私たちは叱責や非難という出来事そのものがストレスであるような錯覚に陥ることが多い。

しかし、出来事とそれを受け取る人の反応をもっと細かく観察すれば、事実は微妙に異なる。同じ上司からの叱責を過大なストレスと感じる人と、ほとんど聞き流してしまってストレスと感じない人がいるのである。あるいは、同じ部下からの非難を心に突き刺さる重い言葉として受けとめる人と、世間知らずの戯《ざ》れ言《ごと》と相手にしない人がいる。

この事実は、私たちは大人として世の中の出来事にある程度共通の解釈を持っているが、細かいところでは人それぞれ微妙に異なった解釈をしていることを示している。

この微妙な解釈の違いがもう少し大きくなり、その結果一つひとつの出来事に対して、普通の人とは大きく異なる反応を示す人々がいるのではないか。

さらに、個々の出来事に対する解釈だけではなく、人生全体に対して、まったく異なる解釈を持って生きている人がいるのではないであろうか。

これが、私がこの本で取り上げたいテーマである。

成人の共通解釈＝「大人の解釈」を抜け出し、もっと広い世界を認識し、生きるのにもっと効果的な解釈を持っている人、もしそういう人がいたら、それは、成人して以後、自分を大きく変えた人である。

成人後、人は変われるか

成人の共通解釈＝「大人の解釈」を超える解釈は存在するのだろうか。

従来の発達心理学によれば、その答えは否定的である。

私たちの発達はほぼ三〇歳位までに完成し、以後は大きな発達は認められない。この歳で世界と自分とに対する解釈はできあがり、それ以後はできあがった解釈の枠内で私たちの経験が豊富になっていくだけである。

三〇歳以後、万人に共通な精神的な発達は認められない。マスローのような少数の例外的な研究者を除けば、これがこれまでの発達心理学の大方の結論である。

しかし、本当にそうであろうか。

私たちは時として、一般の人とは異なる態度を以って人生に接している人と出会うことがある。その人たちは多くの人がストレスと感じることを、ストレスとは感じない。それればかりか、楽しみにさえ変えてしまう力を持っている。人生に対する狭い解釈にとらわれないで、ずっと自由に生きているような気がする。たとえ少数であってもそういう人が実際にいれば、大人である私にも自分を変え、さらに精神的な発達を実現する可能性が残されている。

三〇歳以後、人に発達はあるのか。三〇歳以後、私たちが世界と自分に対する解釈を大きく変えることはありえるのか。

孔子は『論語』の中で人の一生の発達を述べている。

「十有五にして学に志す。三十にして立つ。四十にして惑わず。五十にして天命を知る。六十にして耳順《みみした》がう。七十にして心の欲する所に従いて矩《のり》を踰《こ》えず」（『論語』為政第二）

一五歳で世界と自分に対する解釈を学びはじめ、三〇歳で学問を修得し、（優れた）成人としての世界の解釈を獲得する。そして、自立して世の中で生活できる大人となる。四〇歳までは経験を重ねてこの大人の解釈に磨きをかける時期である。その結果、人生のあらゆる出来事に対して十全な解釈が可能になり、「惑い」は消える。それは、人間関係も、社会の出来事も、自分の心の出来事も、彼の解釈の枠内ですべて了解できるようになったからである。

しかし、人の発達はそこで終わらない。

四〇歳以後の残りの人生は死に至る人生でもある。生まれてから四〇歳になるまで、人は世界と自分とを知るために心の発達を遂げてきた。そして、自分の心の動きも、世界の出来事も十分に解釈できるようになったとき、人は、ここまで努力してきた自分のすべての営みは何のためだったのかと、人生を振り返る。四〇歳まで磨いてきた古い解釈では、もはやこれに対する答えは得られない。

新しい解釈が必要となり、彼は五〇にして天命を知る。天地はひっくり返る。世界と自分とを知ろうとして生きてきた自分は、実は天によって生かされてきた自分であった、と。

第一章　人が変わる不思議

ここで私は、ある女性を紹介したい。その人物は、自分と家族に対する古い解釈を変えることで、大きく人生の航路を変化させた女性である。

彼女は長い間うつ病で悩んでいたが、ある言葉をきっかけにそれまで持っていた人生に対する固定観念が壊れ、自分についての新しい解釈を獲得した。その結果、うつ病が治癒しただけではなく、生活のあらゆる面でずっと自由に生きられるようになった。

この女性は、駆け出しの精神科医であった私に人が変わる不思議を教えてくれた。

不思議な進行

人間の可能性

精神科の診療をしていると、ときどき不思議な現象に立ち会うことがある。その現象とは、人が過去の自分自身を乗り超えて新しい自分に変わっていく現象である。一週間前に来たその同じ人が、一週間後の同じ診察室で以前とはまったく異なる言葉を話しはじめ、週を重ねるごとに、仕草や、服装や、その人の行動全体までもが変化し、最後にはある一人の人間の人生全体が変わってしまう。そういう不思議な現象である。

それが起こりはじめたとき、その人の目は輝きはじめる。表情はいきいきとし、ある人は少しばかり言葉が多くなり、ある人は雄弁にすらなる。

その現象は、それが起こりつつあるとき、変わっていく人自身はもちろん、それに立ち会っている精神科の医師をも愉快にさせてしまう力を持っている。

それは突然起こり、多くの場合、数週間から数カ月、数年かけて進行していくが、あとから振り返ってみると、そのはじまりの時期をはっきりと限定できることが多い。つまり、あの人は何月の何日ごろから変わりはじめた、と言えるほどはっきりしたものなのである。

ふつう、人の性格や人生の生きる方向は一生を通じてあまり大きくは変わらない。たとえ変化があったとしても、それには最低でも数年という時間を要するものである。

私は卒業して二〇年後に開かれた高校のクラス会で、この思いを強くした記憶がある。

二〇年ぶりにあった友人たちは、お互いに相手の頭に白髪の混じりはじめたことを品評しあって歳月の隔たりに驚き、友人の顔かたちの変わりように一瞬名前を思い出せないことさえあった。しかし、そういうときでも古い友人たちの話しぶりや皆の前に立って順番に近況報告をするときの仕草を見ていると、昔とまったく変わらない人柄にありありと二〇年前のあだ名がよみがえってきて、時間の魔術をかけられてしまった思いに襲われる。

そして、いつしか会場がなごみはじめたころにふと周りを見回すと、そこかしこにできあがっている小グループは二〇年前の教室の昼休みとほとんど同じ構成になっていた。高校時代に苦手意識を持っていた友人は二〇年後もやはりなにか話しにくいし、気のあった友人とは今でも自然にグループができてしまう。そこには私が高校生時代に築き上げた人間関係が、そっくりそのまま息づいていた。

自分の現在の職場の人間関係を見直してみると、高校時代の人間関係の様子はそのまま、職場の人間関係とも重なっている。私は職場でも同じように気のあう仲間と同じようなグループをつくっているのである。自分がつくり上げてきた人と人の結びつき方は二〇年間ほとんど変化していない。

人は変わらない。それはその人の持っている人間関係のつくり方に象徴されている。もし、同じであるはずの人が一週間くらいの間にまったく別人のように人との付き合い方や話し方まで変えてしまったとしたら、それは驚くべき現象である。

私が好運にも精神科の診察室で出会う不思議な出来事とは、こういう人の変化である。そのとき私は、驚きと同時に、なにか底知れない人間の精神の可能性を見いだすのである。

浩子さんを変えた言葉

人が変わるきっかけは、ほんの数個の言葉である。

その言葉を口にしたとき、一人の人生の長さからみればほんの一瞬と言ってよいであろう短い時間で人柄が大きく変化し、その結果、言葉を発したその人自身の行動を変え、人生を変えてしまう。

たとえば、「どうしようもないんです。私、あきらめました」。この言葉をきっかけに、劇的に変わりはじめた女性がいる。かりに、彼女のことを浩子さんと呼ぶことにしよう。

四二歳の主婦である浩子さんは私が最初に出会った、ほんの数個の言葉をきっかけに人生を大きく変えた患者さんである。

浩子さんは、うつ病の治療のために私の病院に通いはじめていた。ご存知のとおり、うつ病の患者さんは自分を含めた周りの困難な状況をみんな自分の責任に感じてしまうことが多い。ところが五回目の診察のとき、浩子さんは私の顔を見るなりこう言いはじめた。

「私、家庭がめちゃくちゃなのは、自分の責任だと思っていました。……私の責任だったかもしれないけれど、でも、もういい。どうしようもないんです。あきらめました」

この言葉を口にして彼女は急に明るくなった。

浩子さんは何をあきらめると宣言したのだろうか。それにはさまざまな意味が含まれていた。小さなものは、夫の酒癖の悪さである。もう少し大きなものは、その夫との人間関係であり、夫をなんとか治そうとしてきた自分である。

それだけではなく、彼女は、もっと大きなものをあきらめたのだと思う。それは、それまでの自分だった。

カウンセリングの初期のころ

地方の小都市で生まれ育った彼女は二三歳で結婚し、夫と共に上京した。夫は小さな機械の販売会社で営業の仕事をし、彼女は主婦として一男一女を育て、東京の下町に家族四人で暮らしている。私がはじめて彼女に出会ったのは、保健師さんからの紹介で彼女が私のいる病院を受診したときである。一見して彼女はうつ病であった。彼女は、小柄で歳に似合わない地味な服装をして、こぎれいに束ねた髪にはつやがなかった。

家計を支えるために何度もスーパーマーケットのパートに出たが、慢性の肩こりと不眠症のためにそれも長くは続かなかった。睡眠はもう長い間深夜から明け方の二、三時間うとうとできるだけで満足しなければならなかった。元気のない状態がいつから始まったのか、五、六年前からか、あるいはそれ以上前、結婚してからずっと続いていたのか、彼女自身にもはっきりとは思い出せないらしかった。その上、ここ四、五年は急に視力が低下し、はたからもよくわかる分厚いレンズの眼鏡をかけていた。彼女自身は気づいていなかったが、うつ病の原因は夫との関係であった。それは、考えてみればごくありふれた、どこにでもある夫婦の人間関係であった。

会社では模範的な営業マンである夫は酒を飲まないときはおとなしかった。しかし、一度飲みはじめると妻や高校生になる娘を相手にひどい嫌みを浴びせかけたり、大声で罵ったりして、自分が酔い潰れてしまうまで妻を放そうとしなかった。日曜日は必ずといってよいほど朝から飲みはじめた。

以前は彼女も夫の暴言に言い返すこともあったが、それが夫の怒りをかき立てるだけとわかってからは、ひたすら早く酔い潰れてくれることだけを願ってじっと耐えるようになった。

第一回目の診察で、私は彼女にうつ病の診断を伝えた。

「あなたは、かなり重いうつ病ですよ。きちんとした治療を受けないとだめです」

彼女はまったくびっくりした様子も見せず、予想していたかのように、「そうですか」とひと言述べた。そして、すまなそうに、でも薬は飲みたくないと付け加えた。

私はその希望を入れた。

第二回目の診察。

「昨日は一睡もできなくて」

診察室で浩子さんは切り出した。

夫が深夜、酔っぱらった同僚を連れ込み、彼女は二間の狭いアパートで二人の男のいびきと酒の臭いにまんじりともしないで一晩を明かさなければならなかったという。そんなとき、きまって夫は自分では電話をかけず、同僚を飲み屋から電話口に出して、これから二人で帰る旨を伝えさせた。その晩は夫と離婚することを思って過ごした。

家計は苦しいと浩子さんは訴えた。ＯＬになった娘は就職と同時に家を飛び出し、近くのアパートで暮らしていた。

「夫は大酒さえ飲まなければおとなしくてとてもいい人なんです。なんとか、お酒を減らす方法はないものでしょうか」

浩子さんは診察時間中に、何度も同じことを私に尋ねた。

「方法はありません。私にも何もできないんですよ。たぶん他のだれが説得しても無駄だと思います」

これが精神科医としての私の答えだった。

「どうしようもない」

第三回目の診察では離婚のことが話題になった。

夫が酔っぱらい運転で事故を起こしたという。修理代を二十数万円用意しろと言われ、「そんなお金はない」と言い返した浩子さんに、夫は一晩中罵声を浴びせつづけた。

「こんな夫とは離婚したい。でも子供がいるから離婚はできないし、こんな生活が一生続くと思うと、もうどうしていいかわからない」

「あなたが、ずっと苦しんできたことはわかりますよ。でも、残念ながら、これからも同じことが続くかもしれませんね」

浩子さんは、しばらく黙っていた。長い沈黙だった。その間、思っていたのは、過去十数年の苦しい日々だったのか、それとも、この先の同じような未来だったのか。膝の上に組んでいた自分の手を凝視している浩子さんの目に、おそらく涙が浮かんでいただろう。

ほとんど聞き取れないほどの低い声で、

「たしかに、無駄な時間を過ごしてきました。変わらないものは変わらない」

彼女がこう言ったとき、その声は、ふるえていた。

変わらないものは変わらないという言葉は、心の奥底からやっとのことで絞りだした一滴の言葉のように私には思えた。


その一週間後、次のカウンセリングで浩子さんは同じことを言った。しかし、今度は涙もなかったし、言葉も大きくはっきりしていた。私は浩子さんの口調にそれまでにない、いきいきとしたものを感じた。

「先生、変わらないものは変わらないですね。だから、どうしようもないものはどうしようもない」

彼女の言う「どうしようもない」という言葉には、不思議な力強さがこもっていた。しかし、人が変わるという現象にはじめて接しはじめていた私には、当時その言葉の重みは理解できなかった。

今思えば、その言葉には二つの意味が重ね合わされていた。つまり、一方で暗い現実の閉塞感を表現する言葉であるが、また、もう一方で浩子さんはその言葉に心が惹かれはじめていたのである。それはたぶん、浩子さんの心をしっくりと表現する言葉であったのである。

第三者の目からみれば、浩子さんの抱えている現実には、たしかに、彼女の手に負えない運命ともいえるどうしようもない側面を持っていた。また、これも第三者の目からみれば、彼女はその運命から離れる自由をも持っていた。しかし、彼女はこれまでその自由があることさえ気づかずに来た。そのどうしようもない現実にどっぷり身を沈めて、その現実を改善することができない自分を責めながら、十数年を過ごしていたのだ。

たとえ、「どうしようもない」ということが、つらいだけの現実を言い表す言葉であったとしても、これを表現できる言葉が見つかったとき、人は喜びを感じるのかもしれない。それは、人は言葉で自分の気持ちを表現することによって、その人のすべてを呪縛していた現実の重みから一時的にせよ解放されるからである。

たとえば、夫がお酒を飲んで暴れるのは夫自身が解決しないかぎり、浩子さんがどれほど心を痛めようとも変わらない現実である。浩子さんの中で、この現実が「なんとかしなければならない現実」から、「どうしようもない現実」へと変化したとき、現実の重みから自分を解放する可能性が開けはじめたのである。

「なんとかしなければならない現実」の前で、人はその現実に縛られていることが多い。なんとかするためには、現実に近づき、いつも現実と接触を持っていなければならない。その現実は暗く、重いものである。暗さ、重さの前で心も暗く、重くなる。

しかし、それが、「どうしようもない現実」に変化したとき、人は現実から離れることができる。離れはじめたとき、心は重く、暗い現実、そんなものは、もうどうでもいいと思いはじめる。

このとき、浩子さんは自分で手にすることができる心の自由と、その存在に気づく一歩手前にあった。

言葉によって人は変わる

新しい生活

それから一週間。

ある朝起きると、浩子さんはもう遠い昔に忘れていたはずの熟睡感と朝の爽快感を味わった。その日は何か無性に甘いものが欲しくなって、一人で街を歩き回った。もう、二〇年近く住んでいた東京の下町であるが、和菓子屋さんを新しく発見し、いつも通っていたスーパーまでの新しい抜け道を見つけたという。毎日見慣れていた景色の中に、違うものが見えてきた。

「先生、私、生まれてはじめてだと思うのですが、都会の緑ってすごくきれいだと思ったんです」

彼女の目には、初夏の強い日差しに縁どられた街路樹の緑がいきいきと飛び込んできたのだった。

五回目に診察室を訪れたとき、彼女はそれまでにない大きな声でこんなことを報告し、よくしゃべった。そして、冒頭にあげた、彼女を変えた言葉を発したのである。

「私、家庭がめちゃくちゃなのは、自分の責任だと思っていました。……私の責任だったかもしれないけれど、でも、もういい。どうしようもないんです。あきらめました」

あきらめましたという言葉を浩子さんは実にさばさばとした表情で言い放った。「どうしようもない」から「あきらめました」までの一週間、浩子さんにとってはさらに大きな飛躍があったのである。私はあきらめましたという言葉の中に浩子さんの明るさと自信を感じて素直に喜んでいたが、当時はこの二つの言葉の間にある深い意味には気づくよしもなかった。

あとになって振り返れば、精神科医としての私がいくらかでも役に立っていたのはこのときまでだったと思う。浩子さんはその後、あたかもそれが自然の流れであるかのように、めきめきと変わっていった。

性格も、自分をとりまく家庭や職場との関係のあり方も大きく変わった。私は浩子さんの報告を聞くのが毎回楽しみだった。

人は変わる。こんなにも、明るく、大きく、人は変われる。

それはまさに人格の発達と呼んでよいものだった。

私と浩子さんは、夫との関係を作り直すことにして、これからの付き合いの規則を決めることにした。

その規則とは、第一に酒を飲んでいる夫とは関わりを持たない。つまり、もうお酒を止めなさいとも言わないし、逆に夫のためにお酒を買い置いたりもしないということである。たとえ、夫が飲み過ぎで死んでしまったとしても、それはあきらめるしかないということまでも、私たちは話し合った。なぜなら、それは夫の人生であって浩子さんの人生ではないからだ。

第二の規則は、夫がお酒を飲んでいないときには、自分の気持ちを口に出して伝えることである。浩子さんは夫を非難したり、不満をぶつけることはあったが、自分の気持ちを正確に伝えることは絶えてなかった。たとえば、お酒を飲んでいる夫に向かって、「そんなに飲みつづけて、会社に行けなくなったらどうするの」と非難することはあっても、「あなたがお酒を飲んでいると、私の気持ちは暗く落ち込む」とは言えなかった。非難は夫の怒りを誘うだけだった。しかし、浩子さんは、彼女自身の正確な感情表現は夫の怒りを誘発しないばかりか、自分自身を楽にすることに気づいた。

余裕を持った観察

夫との関係を変えたことは、その後、数年後には結局は夫の行動そのものを変えていく結果となったが、浩子さん自身の変化はそれよりもずっと急速であった。

彼女自身の変化はごく自然に進行した。

体調も良くなった。不眠が消えて、朝すっきり起きられるようになった。一〇年近くぐっすりと眠ることを忘れていた浩子さんにとっては、これは奇跡といっても大げさではなかった。同時に肩こりも消えていた。

「自分の身体がこんなに軽いものとは知らなかった。自分の足で歩くことは楽しいことですね」

浩子さんは毎日の時間を楽しんでいるようであった。

それまでは苦痛で長く続かなかったスーパーのパートの仕事が、いつのまにか楽にこなせるようになっていた。それだけではなく、浩子さんの人間を見る目が変わり、彼女をとりまく人間関係が変化しはじめた。

浩子さんはスーパーの青果部でパートについていた。以前と同様、野菜のパック詰めの調理場にいた。その職場にはパートの仲間みんなから嫌われていた調理長がいた。彼は正社員であることを鼻にかけてパートの人たちに意地悪をするのである。浩子さんも以前パートで働きはじめたころ、「仕事がのろい、時間だけ稼ごうとしているんだろう」と嫌みを言われたことがあった。当時、彼女は自分の動きの鈍さを気にしていたので、ひと言も言い返せずうつむいてしまい、その言葉は心に突き刺さった。緊張と悔しさ、何も言えなかった自分への怒りから、重い気持ちを抱えて職場に通うようになったのである。

その同じ調理長を彼女は違う目で観察するようになった。

「あの人は人の上に立つ器《うつわ》じゃないのに、パートとはいえ四、五人のおばさんをまかされて、自信がないんですね」。彼女は調理長の尊大な態度の裏にある人の弱さを言い当てた。

ある日、調理人の一人が急に休んで、パートの浩子さんらが包丁を握らなければならなくなり、調理長にやり方を教わった。その調理長のことを、浩子さんは性格は悪いが包丁さばきはさすがで、教え方もうまかったと報告した。かぼちゃを四つに割るにもプロのやり方があるんですよと、私に詳しいコツを教えてくれた。

「私が少し大げさに感心するものだから、調理長、喜んじゃって……」

浩子さんはその調理長と対等の関係を持てるようになったばかりか、人の行動を観察する目は調理長を包み込む余裕さえ持っていた。

それからも、パートの人たち同士の上下関係のいがみ合いや、感情のすれ違いなどを報告してくれた。その報告を聞きながら、私はたとえ暗い内容の話であっても、それを観察している人の目に余裕があれば、聞く人は安心して話を聞いていられるし、さらに楽しいことでさえあることを学んだ。

言葉は行動を変える

人が変わる。その現象は多くの場合、言葉の変化からはじまる。一週間前に来院した同じ人が、一週間後の同じ診察室でそれまでとは違う言葉を語りはじめる。一週間前までのその人の人生では、決して発せられることがなかったであろう言葉が、飛び出す。

その言葉はもちろん人によってさまざまに異なっている。

「がんばりすぎていました。いろいろ考えて、疲れました」

「自分のことがわからなくなりました」

「もう、我慢なんかしないことにしました」

「自分を放っておくことにしました」

きっかけとなった言葉は人それぞれである。

しかし、言葉に共通しているものは、古い解釈への決別宣言である。解釈とは自分と自分をとりまく世界に対する解釈である。

「がんばりすぎていました。いろいろ考えて、疲れました」と言うとき、がんばっていたのは、古い解釈でなんとか現実を変えようとしていた自分であり、考えすぎて疲れたのは、自分の現実を理解する効力を失った古い解釈にいつまでも固執していた自分である。

「自分のことがわからなくなりました」という言葉も、人が変わるときに特徴的である。これは方向感覚の喪失を訴えている言葉である。なぜ、自分がわからなくなったのか。それは、新しい自分が古い解釈の枠組みを超えて動きだしているのに、それを昔のままの解釈で理解しようとしているからである。

古い解釈が役に立たなくなった。しかし、新しい解釈がまだ自覚されないとき、人はいまだ言葉にはならない新しい動きに身を任せ、「自分を放っておく」ことにするのである。

自分の古い枠組みの中に「もう、我慢なんか」している必要はないのである。

人が使う言葉が変わると、同時にその人の語り口と表情も変わる。これは、考えてみれば当たり前のことかもしれないが、そのときの口調と表情は発した人の人生にとっては、まったくはじめてのものである。

それは、ほとんどの場合、それまで知らなかった言葉ではないし、単にそのときまで、使われなかっただけの言葉である。しかし、発した人にとっては、まったく新しい言葉の用法である。

言葉によって何かが表現できたことで、その人の気持ちがすっきりとする。心が楽になる。重いものが、スーッと消えていく。身体は軽くなる。そのとき、胸のあたりにフッと暖かいものが生まれる。軽く、暖かくなった身体は、自然に動きはじめる。いつのまにか、言葉は心から身体へと広がっている。言葉はその人の行動を変えていく。

古い解釈からの独立宣言

浩子さんが「どうしようもない」という言葉を見つけだすまで、いったい彼女の頭の中に何が起こったのであろうか。

病院に通いはじめても、もちろん、浩子さんをとりまく状況、彼女の日常生活は、以前と変わらず続いていた。夫の性格や行動も同じであった。浩子さん自身の頭の中にある記憶や蓄積された経験が特に大きく変わったということもない。

唯一変わったことといえば、浩子さんが自分を新しく考えはじめたことである。

長い間、「なんとかしなければならない」と思いつづけてきた浩子さんは、カウンセリングに通うようになって自然と、自分に今「何ができるか」という考え方をするようになった。そしてその結果、自分には今「何もできない」という、思いにぶつかった。現実の厚い壁に突き当たって浩子さんが向き合ったものは、困難な状況や運のない自分の人生ではなかった。浩子さんは何もできない自分に突き当たったのである。

これまでの何年間もの時間を費やして、悩み、苦しんできた問題に対して、自分は何もできないと結論したとき、浩子さんの心には一点の迷いもなかった。あらゆる方法を試みた上での結論だったからである。

その結論は、「どうしようもない」という言葉で発せられた。そして、第二の「あきらめました」という言葉が引きつづいた。

その二つの言葉の間には、浩子さんの成長と飛躍があったのであり、それは多くの人に起こりえる人格成長の一つの、しかし大きなステップであった。

「どうしようもない」というのは彼女の持っていた古い解釈の敗北宣言である。それまでは、自分さえ努力すれば、なんとか変えられるであろうと信じ込んでいた世界、自分が責任を負わなければならないと思い込んでいた世界、あるいは自分の手足のように思いのままに動かせると信じていた世界が、実は自分の力が及ばない「客観的な」世界であることを知ったのである。

そして、「どうしようもない」に引きつづく二つ目の言葉、「あきらめました」というのは、そのつらい現状と古い解釈からの彼女の独立宣言であった。

この言葉によって、浩子さんは一時的にせよ、つらい現状から自分を切り離すことに成功した。新しい解釈が現実を再構成しはじめたのである。浩子さんは自分がつらい現状の中に埋没している必要はない、なぜならそれは自分では変えられない「客観的な」世界であるから、と知ったのである。

私自身はいつも私

このとき、彼女をとりまいていた世界は意味を変えた。それまでの世界は彼女にとって、すべての責任を負わなければならない第一優先の課題であったが、このときから、世界は彼女の責任の及ばないものに変わったのである。

一方、彼女自身は世界の優先順位が下がったのと引き換えに、より深い自分自身に近づいた。より深い自己自身は世界の変動を知りつつもそれに巻き込まれることはない、より確固とした自己である。

そこで浩子さんは本来の自分を取りもどし、自由に振る舞えるすべを獲得したのである。

自分が世界から離れ、世界を客観的に眺めることによって、自分自身は世界から独立し、世界の変動に巻き込まれず、いつも自由に振る舞えるようになる。この世界から離れ、それと引き換えに自己がよりしっかりと確立していくという仕組みは、実は人格の成長が起こるときに共通に見られる現象で、精神の発達を引き起こす原動力（ダイナミズム）なのである。

迷いが取れて、自分一人になったとき、浩子さんの頭の中には不思議なことが起こったのだと思う。

それは、配置の転換とでも言ったらよいであろう、新しい自分自身の解釈である。浩子さんは、何か、あるいは誰かのために生きなければならないと思いつづけてきた。それまで、浩子さんは夫を、家庭を、世間を気遣いながら生きてきた。しかし、彼女がそのために生きようとしてきた周りの状況が変えられないと知ったとき、最後に浩子さんに残ったものは自分自身であった。深い絶望の中で、「私は、私」とつぶやいたとき、浩子さん自身と周りの状況との位置関係が逆転した。自分の中心部を占めていた夫や、家庭や世間は遠く周辺部に退き、代わりに辺縁部にあった自分が自我の真ん中に戻ってきたのである。

浩子さんの頭の中で起こった配置の転換を表現した言葉が、「どうしようもない」と「あきらめました」であった。

現実をあきらめることによって、代わりに彼女が得たものは、自分に対する自信である。どんな世界が目の前にあろうとも、私自身はいつも私だ、という自信である。この自信を取りもどしたときに、浩子さんは新しい行動を取りはじめた。

言葉は発せられたときには、単に物理的な音の連続、あるいは空気の振動でしかない。しかし、それは頭の中の、ある思いを具体的な形に表現したものである。実にさばさばとした表情で発っせられた言葉、「あきらめました」には明るい自信が込められていた。それは、自分の真ん中に自分を取りもどした自信である。

そのとき脳はどう動くか

浩子さんの頭の中に起こった新しい解釈は、彼女の行動をみるみる変えていった。

頭の中だけで起こったそんなささいな現象が人間の行動や生活を変えていくというのは、不思議なことである。本当に頭の中だけで起こった変化が人の行動を変えたりすることができるのであろうか。

一つの例をあげて考えてみよう。

アイディアと「精神の物質化」

ある土曜日の昼下がり、アパートの二階で寝転がって漫画をみていたあなたは、フッと、(久しぶりに、うまいものでも食べに行こうか)と、友人と食事に出かけることを思いつく。

これはあなたの脳の中で起こったほんの気まぐれな精神の活動である。特別な理由はない。漫画から目を離した瞬間、ほんの偶然に浮かんだものである。

しかし、そのアイディアはなかなか魅力があったので、あなたの心を惹きつけ、脳の中で拡大、具体化していった。この過程はほんの一瞬である。そして、そのアイディアがある強さを超えたとき、アイディアはあなたの手と足を動かしはじめる。

あなたは、起き上がり、電話を取り、番号を押し、友人を食事に誘う。電話回線を通じて伝わったのは一つの情報、あなたのアイディアだけである。短い誘いで友人があなたの提案に同意したのか、あるいはフランス料理の名前をいくつか並べる必要があったかもしれないが、電話回線に乗って伝わったのは、電気信号に翻訳されたあなたの気まぐれな、精神の産物である。

しかし、伝わった言葉は、土曜日の午後ゴロゴロしてテレビでも見ようと思っていた友人の行動を変えてしまったのである。行動を変えただけではない。友人の人生のひとコマから、数時間の時間と数千円のお金を割かせることになったのである。一人の人間、体重六三キロの肉体を動かし、その肉体の労働によって得られたお金を動かし、取り替えようのない一人の人間の時間を変えたのである。

これは不思議なことである。

ここに記述した一連の物質の動き、あなたの肉体、電話回線の電気信号、友人の肉体、お金、これらすべてを起動させたのは、あなたの脳の中で起こった小さな想念、非常に微細な精神の活動である。小さな想念が言葉になって、あなたとあなたの友人を動かした。

それは、浩子さんの頭の中に起こった「配置の転換」というほど大きな出来事ではなかったかもしれないが、はじめに意図したとおりに、人間と物質とお金を動かしているのである。

これは、精神の物質化である。

脳に起こる変化

精神科の医師として私は、この精神の物質化を目撃する機会に何度か恵まれた。というよりむしろ、私がカウンセリングで患者さんと一緒に行なう作業は、この精神の物質化を準備する作業であると言ってもよい。

うつ病で仕事に行けなかった浩子さんが、毎日出勤できるようになったのは、大きな生活の変化である。浩子さんは足が悪くてスーパーのパートに出かけられなかったのではない。行かなければならないと思いながらも、行こうという気持ちが湧かなかったのである。彼女の精神が原因で仕事先までたどり着けなかったのである。

何週間かの通院の後に、浩子さんは変わった。ある日から急に服装が明るくなり、髪型と化粧が変わった。浩子さんの行動範囲が変わった。しばらくして生活と人間関係が変わり、たぶん、彼女を中心とするお金の流れも変化したはずである。

浩子さんが病院に通いはじめて生活が変わるまでの間に行なわれたことは、私との間のいくつかの言葉のやり取りと、彼女自身の心の中の自問自答という言葉のやり取りだけである。薬は浩子さん本人の希望もあって、処方されなかった。そこでは医者の精神と患者の精神にいくらかの交流があっただけである。その結果、浩子さんの精神の中で何かが起こり、浩子さんの行動が変化した。

浩子さんの中に生まれた新しい精神は、新しい物質の流れをつくりだした。新しい精神とは、浩子さんが自分と自分をとりまく状況に対して、それまでと違った解釈を行なったことである。

頭の中の配置の転換がどのようにして起こるかは不明である。しかし、浩子さんの精神の中に起こった変化は彼女の脳を通じて、彼女の行動と生活を変えていった。

不眠症が治ったり、肩こりが消えたのは、配置の転換という精神の変化が脳に直接大きな影響を及ぼしていることを示唆している。なぜなら、不眠症の治癒は脳機能の改善を意味しているからである。

人間の脳が神経細胞というハードウェア（機械）とそこに走るソフトウェア（プログラム）で成り立っているとすれば、ソフトウェアを組み換えることによって短い期間のうちに、脳の機能を大きく向上させることは可能であると思われる。ソフトウェアの組み換え、これが私が「配置の転換」と仮に呼んだ現象が脳に引き起こした変化である。

神経細胞ネットワークと日常の心

心と脳の神経細胞の機能との間には、大きな隔《へだ》たりがある。心の動きを、脳の神経細胞の機能から説明することは不可能である。たぶん、心は脳の中だけに存在するものではないであろう。しかし、逆に心の動きは脳の神経細胞に非常に大きな影響を与えていることは間違いない。

浩子さんの頭の中に配置の転換が起こったとき、それは浩子さんの脳に決定的な影響を与えたはずである。その結果、彼女は不眠症が治り、肩こりが消え、食欲が増し、緑が美しく映り、身体が軽くなった。

人が変わるとき、その人の脳がどう機能を変えていくのか、こういった分野の研究はまったく手がつけられていないと言ってよい。複雑すぎて研究の方法がないのである。しかし、その複雑な脳を使っているのは私たち自身であるのは間違いない。だから、私たち自身が変われば、脳の使われ方も変わるはずである。

現代科学が脳の構造と機能を解明していけばいくほど、脳の中では途方もない複雑な機能が営まれていることがわかってきた。

人の精神活動は一五〇億個にも及ぶ脳の神経細胞とその縦横のネットワークを基礎に営まれている。神経細胞とそのネットワークの巨大なかたまりである脳は、大きくいくつかの部分に分かれ、機能を分担している。よく知られているとおり、左右に二つに分かれた脳は右脳と左脳と呼ばれる。さらに脳は前から後ろに向かって、前頭葉、側頭葉、頭頂葉、後頭葉と呼ばれる部分に分かれ、それぞれが得意とする機能を分担している。

こういった脳の分化がどうして生じたかは不明である。しかし、私は、脳は私たちがそれを使うために複雑な機能を分化していったのだと思う。なぜなら、脳は私がそれを使うことによってその機能を変えることがあるからである。

脳の活動の基本単位となっているのは、神経細胞である。神経細胞は四方八方に腕を伸ばして隣の細胞と通信を行なっている。

一つの神経細胞から伸びている腕の数は数個から一〇〇〇個、二〇〇〇個以上まで細胞によってまちまちであるが、必要となれば彼らはさらに新しい腕を伸ばして、細胞間に新しい通信チャンネルを開くことができる。こうして無数の細胞が、無数のチャンネルを互いに接続させて、情報交換をしているのが脳のネットワークである。

細胞間の通信が脳のあちこちで同時に進行しているのである。それは、神経細胞が互いに隣の細胞とささやき合いながら、脳全体の機能を形作っているようなものである。

たとえば、私たちがソファの隅で丸くなっている猫を見たとしよう。

目に入ってきた複雑な図形を分析して、それが「眠っている猫」であると認知する視覚・画像解析に関係する細胞群は大脳の後部、後頭葉と頭頂葉と呼ばれているところに控えている。目に入ってきた猫の像は、まず眼球の中の網膜の上に映し出されて、視細胞と呼ばれる特殊な神経細胞はそれを電気信号に変換し、それを大脳の後頭葉に送る。後頭葉に送られた信号は、そこにある神経細胞たちによって細かく解析される。ある細胞グループは網膜に映った複雑な像のうちの垂直線だけを専門に分析する。また、他のグループは図の中の斜め線だけに興味を持って、それをチェックする。あるいは視野の中である線が動いたときだけこれを監視する神経細胞群もある。

細かく機能分化した神経細胞たちのグループは、互いにもっとも仕事がやりやすいように行儀よく並んで、整然とした構造をつくりだしている。彼らは、網膜に映った猫の複雑な像を、たちどころに点や、線や、面の要素に分解してしまう。ついで、次の段階を受け持つ細胞グループがそれを受け取って、分解された要素のうち、形を認識するために特に重要な点、線、面だけを選び出す。次の細胞グループは、選ばれた要素を再統合し、いくつかの段階を経て、猫は猫として認知されるのである。

以上述べたのは、画像解析という脳機能のごく一部の、そのまたごく一部の機能の紹介である。

ならば私たちが、あるとき突然「みかんが食べたい」と思って、目の前にあるみかんをつかもうと行動したときに、脳の中ではどんな活動が始まるのであろうか。

自分の指先とみかんとの間の距離を測りながら、手をみかんに正確に近づけていくとき、そこで行なわれている情報の解析・制御は、右に述べた画像解析の何十倍も何百倍も複雑である。まず、手とみかんの画像を解析し、みかんと手を認知する必要がある。そして、次の何分の一秒後かに自分の指先が空間のどの位置にまで到達するかであろうかを計算して予測し、その結果に応じて手の動きをゆるめ、みかんの直前で指を開き……と、ごく簡単な私たちの行動を実現するだけでも、数え切れないほどのさまざまな細胞群とそれら全体を統合しているネットワークが動いている。これらすべてを知ることは不可能に近い。

しかし、こういった複雑な動きをすべて起動させたものは、私たちの意識の中に生まれた「みかんが食べたい」という単純な想念である。その思いが複雑な、数え切れないほどの神経細胞とそのネットワークを起動させたのである。

私たちは日常生活の中で、知らず知らずのうちに途方もない脳の機能を使いこなしているのである。

神経細胞ネットワークを組み換える想念

「みかんが食べたい」

この想念がどこから生まれてくるのかは、現代科学の叡知《えいち》をもってしても解明できない。しかし、それが私自身の中から湧き出てきたことは確かである。そして、私自身は想念を実現するために複雑な脳の機能をいとも簡単に使いこなす。

毎日、毎時間、私たちは複雑な脳のネットワークをなんの苦労もなく使いこなして生活している。しかし、私たちが新しいことを学ぶときには、私たちはこの脳のネットワークを使いこなすだけではなく、さらに、ネットワークを新たに訓練し直す必要がある。

私が北海道の原野を流れる川でカヌーの練習を始めたとする。私にとってそれは生まれてはじめての経験である。カヌーを自由に操って緑の原野を下りたいという、私のわがままを実現するために、脳はトレーニングを受けて、それに応える。カヌーと私の重心の移動、パドルの作用と水面からの反作用、私自身の体重、川の流れ、水の粘性、そういったあらゆる物理量を脳は計算し、統合し、最終的な結論を身体に伝える。

はじめはうまくいかない。何回かの練習の後で、私は少しずつカヌーを操れるようになる。はじめうまくいかなかったのは、カヌーを操るための神経細胞のネットワークが十分でなかったからである。しかし、練習を重ねることによって脳のネットワークが組み換えられ、新しい通信網が形成される。物理量の計算はずっと効率的に行なわれるようになり、制御のための専門ネットワークもできあがる。一度できあがったネットワークは次回からはなんの努力も要せずに、あたかも自動的に、カヌーを操りはじめる。

私の「カヌーで川を下りたい」という想念が、新しい神経細胞のネットワークをつくりだしたのである。私自身の想念は、私の脳の神経細胞群の結びつき方を変えたのである。その結果、私は新しいことができるようになった。

想念が脳を組み換える。これは、考えてみれば不思議なことである。

浩子さんは、ある小さな心の中の出来事をきっかけに数週間、数カ月をかけて人柄を一変させていった。人柄とは、脳の中で営まれている数限りない精神活動の集合の中に浮かび上がってくる、その人に特徴的な言葉と行動のパターンである。

その人間の精神活動がほんの些細な数個の言葉によってその働きをがらりと変化させ、その結果、言葉を発したその人の人生を変えてしまうのであるならば、そのとき、脳にはどんなことが起こっているのであろうか。

一週間という短い時間で浩子さんの不眠症は完治した。こういった短い時間のうちに、精神活動の基盤となっている脳の神経細胞やその細胞同士の通信を行なっている神経繊維自身を組み換えることは不可能である。つまり、ハードウェアを作り直す時間はない。だから、たぶんそのとき起こっているのは神経細胞ネットワークのソフトウェア的な組み換え、それもかなり劇的な組み換えであろうと思う。

私たちはまだその組み換えの変化を客観的に測定する技術を持ち合わせていないが、しかし、その結果は知ることができる。つまり、ネットワークの組み換えを果たしたその人は、不眠症が治り、肩こりが消え、さらに何週間かで自分の人生をまったく新しい視点から眺めるようになり、その人の過去には見られなかった新しい行動を起こしはじめたのである。

「みかんを食べたい」という想念は、脳の中の複雑な神経系を起動した。しかし、その想念はいつも使い慣れた神経系を利用するのみで、それを変えることはなかった。「カヌーに乗りたい」という想念は、神経系を新しく組み換えた。その組み換えによって、新しい適応を獲得した神経系はカヌーをいとも簡単に操れるようになった。

浩子さんが「どうしようもない」「あきらめました」とつぶやいたときに直面した、自分自身に対する、心の奥底からの強烈な「思い」は、彼女自身の深い核から浮かび上がってきた想念である。その想念は、神経系を起動するのみならず、短い間に神経系の組み換えを可能にするほど強力な想念であった。

もちろん、浩子さんの不眠症は薬で治療することも可能であった。睡眠を誘発する薬剤は神経系のネットワークの一部を遮断《しやだん》することで、神経伝達物質の流れを変え、効果を発揮する。ところが、それと同じか、それ以上の効果を、想念によるソフトウェアの組み換えが引き起こした。その結果やはり、神経伝達物質の分泌の流れを変え、自然な睡眠が回復したのである。

中枢神経系の相転移

「相転移（phase transition）」とは物理学の用語である。

たとえば、水が氷に変化したときに、相転移が起こったと表現する。相転移は短時間の間に起こる。水が氷に変化するとき、水温が徐々に低下して、摂氏0度に近づいていく。しかし、0度になるまでは水は何の変化も起こさない。水温が0度に達した瞬間、水の中に氷の結晶が突然発生し、みるみるうちにその結晶が全体に広がっていく。このとき、物質の性質は柔らかい液体から固い固体へと大きく変化する。

しかし、水や氷を構成している基本的粒子はまったく変わっていない。つまり、二つの水素原子と一つの酸素原子からなる水分子（H_2O）は、不変なのである。相転移で起こったことは、粒子自身の変化ではない。

では、何が変化したのか。

それは、粒子相互を結びつけているネットワークである。水は氷になるときに、粒子相互間のネットワークを変えたのである。その結果、同じ粒子でありながら、まったく異なる性質を帯びたのである。

超電導も相転移によって起こる。温度がある臨界点に達することによって、物質の互いの結びつき方が変化する。そのネットワークの変化がまったく新しい超電導という性質を実現するのである。

私は、この相転移という概念が気に入っている。こういった物理学でいう相転移と同じような現象が中枢神経系にも起こって、短い期間で神経細胞のネットワークが組み換わるということが起こるに違いない。

この脳の中の変化は、残念ながら現在の技術では測定することができない。それは、カヌーの練習で起こった組み換えよりもずっと根本的なものであろう。その結果、脳の機能は新しい水準に、転移したのである。

できないことができるようになった。見えなかったものが見えるようになった。長い間、実現できないでいたものが実現できた。

人が変わる不思議である。

第二章　「新しい解釈」の可能性

「解釈」というキーワード

説明と解釈、その違い

物事を解釈するとは、どういうことであろうか。

「説明」という言葉も「解釈」という言葉も、ともに物事を論理的な関連で説き明かすという意味である。しかし、この二つの言葉には微妙なニュアンスの違いがある。「『説明する』とは、物事をできるだけ客観的に説き明かすという意味合いが強いのに対し、『解釈する』という言葉には主観的な操作を行って物事を説き明かすという意味が含まれてくる」（『類語新辞典』角川書店）

私たちが、物事を幾通りにも「説明し直し」たとしても、物事自身は変化しない。物事は客観的な存在で、私たちの説明の仕方には影響を受けないからである。

しかし、私たちが物事を「解釈し直し」たとしたら、どうであろうか。そのとき、解釈の仕方によっては、物事と私たちの間に何か変化が起こるような気がしないであろうか。新しい解釈をしたら、いままで見えなかったものが見えてきたり、いままで気づかなかった関係が浮かび上がってきたりすることがないであろうか。

もし、そんなことが起こったとしたら、そのときには、解釈している私たちと解釈された物事との関係が変わっているのである。その結果いままで気づかなかったことに気づく。

ここに、私は「説明」という言葉にはなく、「解釈」という言葉には含まれるある種の力強さを感じるのである。この力強さは、たぶん、「解釈」という言葉が持つ物事と自分との関係を作り直そうとする主観的な要素の不思議な力である。解釈は主観的な要素を持っているため

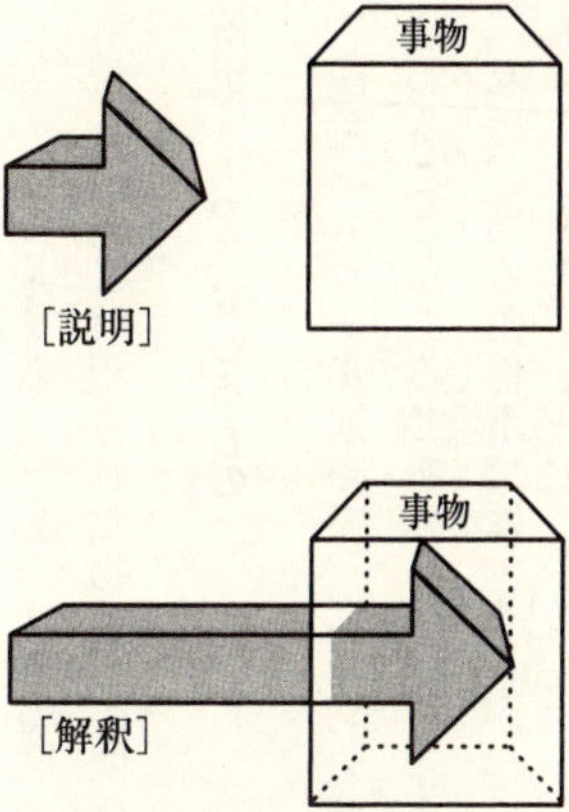

説明と解釈

に、一歩間違えれば、独りよがりになってしまう危険性をはらんでいるが、同時に、解釈した人と解釈された物事との関係を作り直す力も持っている。

解釈によって変わるもの

議論をもう一歩進めて、私たちの解釈を変えることによって実際に客観的な存在が変わることがあるであろうか、を考えてみたい。

私は、ある条件下では、それが起こりえると思う。その条件とは、もし、その客観的な存在が、私たちの主観によって何らかの影響を受けている存在であるとすれば、という条件である。そのときには、私たちの新しい解釈によって実際に物が変わる可能性がある。

たとえば、生活の中の人間関係を織りなしている個々の人、それは一方で明らかに身体を持った客観的、物質的な存在であるが、もう一方では私たちの主観的な態度にも敏感に反応する存在である。それまでは気にも止めていなかったある人に、あるときから私が尊敬の目を持って接しはじめたとしたら、その人と私の関係は大いに変化していくに違いない。私の眼差しの変化に気づいたその人は、私に対する態度を微妙に変え、私に対する行動も変えていくであろう。彼は私に好意を向けはじめ、その結果、何かの機会が重なって、運が良ければ私は彼から豪華な「ディナーをご馳走しましょう」などと誘いを受けることだってあるかもしれない。もし、そんな思いがけないディナーにありつけたなら、これは明らかな客観的、物質的な変化である。その変化を私は胃の中に確実に感じることができる。すべては、尊敬という新しい解釈によって二人の関係が変化した結果である。

また、私たちの身体、これも一方では生理機能を営む客観的、物質的な存在であるが、他方ではやはり、私たちの主観的な状態によって大きく影響を受けている物である。

元気のないときは食欲が落ちてしまうが、元気が出てくれば、食欲は盛り返す。身体は私たちの主観に敏感に反応する。

他の人間や自分の身体は、私にとって一方で客観的、物質的存在であるが、もう一方で私の主観の影響を強く受けている。だから、人や身体は、新しい解釈によって変わる可能性がある。人が変わるのであれば、人が作り上げているものは変わる。生活や人生も変わるであろう。

再度、「大人の解釈」について

私たちは、三〇歳くらいで、自分や社会に対する安定した解釈を持つようになる。これが、成人の共通解釈＝「大人の解釈」である。

それによれば、私たちは世界と自分について客観的な理解を基礎にして生きている。まず、私たちは世界をどう理解しているのであろうか。私たちの周りには、自分の使っている机、家、町、交通機関などの物質的な存在と、その中で機能している家族、友人、隣人、同僚などの人間関係とがある。世界はこの物質と人間関係によってつくられている。これが、私たちの持っている世界に対する理解である。そして、この二つはともに私たちにとっては、客観的な存在である。客観的という意味は、私の心の持ちよういかんによってそれらが変化することはないということである。だから、私たちは、私がそれらに対する解釈を変えたとしても、それらは変わらない、と思っている。

次に、私たちは自分をどう理解しているか。

自分とは、この二つの客観的な存在の渦中に生き、二つの客観的なものによって支えられている一人の人間である。まず、人間関係の中では、父親として認められたり、課長として扱われたりする人間であり、また、物質的な存在の中では自分の机や自分の家を持ち、公共の交通機関を利用するように物との関係で枠づけられている人間である。

繰り返して記しておくが、これが、プロローグで私が述べた「大人の解釈」による世界と自分である。

そして、この解釈の中から私たちは、自分が自分自身を変えることができるか否かという問いに対し、結論を導き出す。つまり、私は、人間関係と物質的な存在という二つの客観的なものによって規定された一人の人間である。この二つのものは私の態度や私の気まぐれでは変化しようのない客観的なものである。だから、私自身も、自分の態度や気分や解釈を変えたとしても変わらない。

これは、三〇歳ぐらいまでに私たち大人がつくり上げる、世界と自分に対する「大人の解釈」である。精神的な発達の結果、私たち成人は世界と自分に対して客観的な視点を持つようになり、客観世界の解釈を築き上げる。これは、人間精神の一つの到達点であり、乳幼児や、学童や、思春期の若者には得られない広い視野に立った解釈である。私たちはその結果、大人としての安定した存在を獲得できたのである。しかし、一度できあがったこの物事の客観的な解釈は、私たちと、私たちに関係している事物との関係を固定化してしまう危険性を持っている。

特にこの解釈が成人としての共通解釈であるとき、できあがった解釈を一人だけで「解釈し直す」ことは一層難しくなる。そして、完成した解釈は、私たちがそれ以上に変化するのを止めてしまう。

この解釈によって自分が変わることがないと思い込んでしまった私たちは、再び新しい解釈を探ろうとはしないのである。

大人の私たちは、もはや解釈を変えることで客観的な存在が変わることは信じられない。また、大人の私たちは解釈を変えることで、私自身が変わるとは信じられない。「大人の解釈」を持った私たちには、変わる可能性はもう残されていないのであろうか。

「大人の解釈」に挑戦するもの

プラセボ効果

ある薬剤が本当に病気に効くかどうかをテストするのに、「二重盲検法」というおもしろい検査法がある。新しい薬剤が開発されたときには必ずこの「二重盲検法」をパスしないとならない。これをパスしてはじめて、薬効が認められるのである。

二重盲検法を実施するにあたって準備しなければならないものは、外見上は本物の新薬とまったく区別のつかない偽の薬である。この偽の薬はプラセボ（偽薬）と呼ばれる。

ここでかりに、新しく開発された薬が睡眠薬であったとしよう。その効果を確かめるために、本物の新薬とプラセボを各一〇錠ずつ、計二〇錠を準備する。外見上はこの二〇錠は区別がつかない。錠剤に刻印された製造番号で本物とプラセボを区別できるように細工しておくが、それを知っているのはある特別な一人であって、この検査に参加する患者さんも医師も、どの薬が本物で、どの薬がプラセボであるかはわからないようにしておく。

さて、不眠症に悩む二〇人のボランティアに集まってもらい、この二〇錠の薬を服用してもらう。参加者は自分が飲んだ薬が本物であるか、プラセボであるかわからない。さらに、この錠剤を「新しい睡眠薬です」と言って患者さんに処方する医者も、自分が渡した薬のうちどれが本物でどれがプラセボであるか、知らない。

薬を飲む患者さんも、それを処方する医師も薬の本当の内容については目隠しされているので、二重盲検法という。

服用した翌日、患者さん一人ひとりに面接して薬の効果がどうであったかを確かめる。その後、はじめて、誰が本物の薬を飲んで、誰がプラセボを飲んだかが明かされる。

どうして、こんな複雑な手続きをとるのであろうか。それは、プラセボ効果を区別するためである。プラセボ効果とは、偽薬なのに「いい薬だと思って」飲んだら効果が出てしまったことを言う。たとえば、ただの砂糖なのに、「これは、大変高価な薬で、よく効く」と言われて飲むと、実際に病気が治ってしまうことがある。これが、プラセボ効果である。

プラセボ効果は、飲む患者さんが「いい薬だ」と思って飲めば強くなるし、処方する医師が「よく効く薬だ」と熱心に効果を説明すればさらに強くなる。薬に対する期待度で効き方が変わってくるのである。二重盲検法では、睡眠薬の錠剤を飲んだ患者さんも、それを処方した医師も、どれが本物の薬でどれがプラセボであったかを知らされていなかったので、薬の効果に対する期待度は同じであったと考えることができる。このように、薬に対する期待度を均一にして、プラセボ効果を一定にする方法が二重盲検法なのである。

さて、睡眠薬を飲んだ翌日、ふたを開けてみて、実際どのくらいの効果があったかを調べてみる。その結果、不眠症が改善してぐっすり眠れたのは、本物の薬を飲んだ一〇人のうち八人で、一方、プラセボを飲んだ一〇人のうちでは、四人がぐっすり眠れたとする。このとき、新薬は一〇人中の何人に効果があったと考えるべきか。

答えは四人である。本物の薬を飲んだ一〇人のうち、八人がぐっすり眠れたのであるが、そのうち四人はプラセボでも効果があったと推定されるので、実際の薬の効果は、八人マイナス四人＝四人、となる。

こういったプラセボ効果はどんな種類の薬にもつきもので、普通三〇パーセントから四〇パーセントの人に現れることが知られている。言い換えれば、三割から四割の人は、偽薬で病気が治ってしまうのである。プラセボで血圧が下がったり、喘息《ぜんそく》が止まったり、ぐっすり眠れたりする現象は古くから詳しく報告されており、この不思議なプラセボ効果は、薬理学の世界ではよく知られた事実である。

期待と解釈

さて、どうしてプラセボ効果が現れるのであろうか。それは、単なる錯覚なのであろうか。

たとえば喘息について考えてみよう。喘息は、肺の中の気管支が粘液でつまってしまって空気の通りが悪くなり、息が苦しくなる病気である。喘息の発作のときには、交感神経刺激剤と呼ばれる自律神経系に作用する薬を飲む。すると、気管支が拡張して空気が通りやすくなり、発作がおさまる。一方、プラセボで喘息がおさまったときにも、実際に肺の中では閉塞していた気管支が再び拡張して、空気が通りやすくなっていることが確かめられている。つまりプラセボが薬剤と同じ物質的な変化を肺の中に引き起こすのである。

このように、プラセボ効果は単なる錯覚ではなく、実際の物質的な変化を伴っているのである。プラセボのこういった効果は自律神経系の働きによって起こっていると考えられる。自律神経の中枢は脳にあり、脳の命令によって自律神経系の働きが変わり、肺の中に薬剤と同じ変化をもたらしたのである。

プラセボを飲んだときに私たちの中に生まれたものは、「薬を飲んだ」という私たちの観念だけである。飲んだ錠剤は実際はプラセボであったが、「薬を飲んだ。この薬は効くであろう」という私たちの期待と解釈が、脳になんらかの変化を呼び起こし、それが自律神経系を起動し、肺の中に物質的な変化を呼び起こしたのである。プラセボ効果は、私たちの自分の身体に対する解釈から生まれる。

厳密な客観科学的方法論を土台にする現代医学にとって、プラセボ効果は長い間、薬剤の効果測定を攪乱《かくらん》する厄介者と考えられてきた。だから、プラセボが効いたというとき、そこにはいつもネガティブな評価がつきまとっていた。プラセボが効くような病気はたいした病気ではないというような見方である。

しかし、最近ようやくプラセボ効果を起動させる心のメカニズムについての関心が高まってきている。もし、それが解明されたなら、多くの病気が、心の状態を変えることによって治療できるようになるかもしれない。

癌の「自然退縮」と仮説

非常に稀なことであるが、癌が自然に治ることがある。それも、専門的な検査の結果、九九・九九パーセントの確率で六カ月以内に死亡すると言われるような悪性度の高い、進行した癌でも起こることが報告されている。

専門家はこれを癌の「自然退縮」と呼ぶ。とはいえ自然退縮は極めて稀なことで、ある調査では二万件に一件と報告され、また、もっと少なく一〇万件に一件という専門家もいる。

胸のレントゲンに大きく広がっていた癌が、数カ月後に跡形もなくなっていた――それがかつて存在した証拠はレントゲンに残っているが、どうしてその影が消えてしまったかはわからない。多くの癌治療の専門家は自然退縮が有り得ることを認めるが、しかし、そのメカニズムを探ることは不可能であると考えている。なぜなら、めったに起こる現象ではないし、いつ起こるかも予測がつかないからである。この意味で癌の「自然退縮」は、科学的な研究の対象になり得ないのである。そんなことに首を突っ込んでいるよりは、もっと確実な癌の治療法の研究に専念すべきだというのが、多くの癌治療の専門家の意見である。もっともなことである。

しかし、自然退縮を目の当たりにした少数の専門家たちは、いくつかの仮説を立てながら、そのメカニズムを探ろうとしている。

その第一の仮説とは、癌細胞の日常的な発生とこれを初期段階で抹殺している免疫機構との闘いである。

私たちは毎日、多かれ少なかれ発癌物質や放射線にさらされて、その結果、DNAに損傷を受けている。もちろん通常、DNAは自分自身を修復する方法を持っているが、これがうまくいかないときに、初期の癌細胞が発生してしまう。

この小さな癌の発生を監視し、見つけ次第これと闘いを繰り広げているのが、免疫機構である。たとえば、白血球の中にあるナチュラル・キラー細胞というのは癌細胞の殺し屋で、癌細胞を直接破壊する。有名なインターフェロン、インターロイキンたちも強力な免疫機構の仲間である。私たちの身体は、常に癌と闘っており、ほとんどの場合無事に勝利をおさめている。しかし、なんらかの原因でこの身体の中の自然の防御機構がダメージを受け、うまく働かなくなったときに、癌が大きくなって身体をむしばみはじめると考えられている。これが、第一の仮説である。

第二の仮説は、癌と闘いを続けている免疫機構は、心の状態によってその機能が弱まったり、逆にいつもよりも強大な力を発揮することがあるという仮説である。

大きなストレスにさらされたときには、一時的に免疫機能は弱まることが知られている。ある研究では配偶者を失うという大きなストレスにさらされた二六名を調べたところ、夫や妻の死亡直後、数週間は免疫機能が明らかに低下していたという。また、逆に大笑いをして楽しい時間を過ごした後に採血して免疫機能を調べると、普段よりも活発になっているという報告もある。

心の状態と免疫機構との関連を研究するのが精神神経免疫学という新しい学問の分野である。

消滅した癌——もう一つの仮説

そして最後の仮説とは、癌の「自然退縮」が起こったときは、その人の中に大きな心の変化が起きて、眠っていた免疫機構を呼び覚ました、という仮説である。自然治癒によって癌との闘いから生還した人々は、心の変化を強調することがある。

私たちの身体の中では日常的に癌との闘いが繰り広げられている。そのメカニズムをとらえ、それを強化してやれば、自然退縮という「奇跡」を起こすことができるかもしれない。いまだ、仮説と現実とのギャップは深い。しかし、新しい解釈が生まれつつあるのは確かである。

私が大学で精神医学を教わった熊代永《くましろひさし》教授は、「精神医学」という専門誌の巻頭言の中で癌の自然退縮の一例を紹介して、精神神経免疫学の重要性を説いている。

この症例は恩師の報告であったせいか、私には他人事とは思えない生々しさがあった。少し長くなるが、紹介したい。

「ある旧知の奥さんが乳癌で入院されていると聞き見舞いに行った。すると、もう癌の末期状態で、大小便も失禁状態の寝たきりでこのまま死を待つばかりと、ご主人も本人も泣いて暮らしていた。仕方なく、気休めのつもりで、中川先生（引用者注：中川俊二氏・癌の自然退縮研究の第一人者である）の自然退縮の話をして帰った。四週間後、もう亡くなっておられないかと思いながら、病棟の廊下までいくと、担当医に会い、次のように言われた。

『先生は、精神科医ではあるが、どうも不思議だ、たった一度の見舞いが関係あるとは思えないが、あの患者さんは先生の見舞われた次の日から、どんどん良くなって、歩いて退院しました』と。

我ながら驚いて早速自宅にうかがうと、これからお礼に行こうと思っていたところ、もう畠にも出ているとのことであった。後でうかがうと、私の見舞った日の午前中にも、別の知人が自然退縮の新聞の切抜きを見せ、午後には専門家と思われた私の話で、『よし、私もこれだ』と決意したとのことであった」

――癌は客観的な存在であるが、私たちの心の影響も受けるのであろうか。

心が新しい解釈を始めたとき、それまで眠っていた免疫のメカニズムが目を覚まして活動を開始した。癌との闘いが開始され、癌は消滅した。

「新しい解釈」が、癌という物質を消したのである。

新しい解釈の生まれる土壌

解釈を変えることによって引き出されるもの、それは私たちの新しい能力である。

運動会の徒競走の前日に「自分はクラスで一番速い」と暗示をかけられた子どもは、翌日、一等賞を取ってしまうかもしれない。これは暗示がその子の眠っていた能力を引き出したのである。この点で、暗示と新しい解釈によって起こる効果は似ている。新しい解釈もその人の新しい能力を引き出し、その結果、人を変える。

しかし、新しい解釈と暗示とは異なる点も多い。

暗示の効果は偶然で、気まぐれで、いちかばちかの不安定なものである。うまく当たれば大きな効果を発揮するが、まったく効果が出ないこともある。

これに対し、人が変わるときにつくり上げられる新しい解釈は、確実で、安定した作用をもたらす。なぜなら、それは古い解釈の中から必然的に生まれてくるものだからである。

人が新しい解釈を見つけ出し、自分と自分の周囲を変えはじめるまでには、人は古い解釈の中で悩み、もがき、苦しむときを過ごさねばならない。古い解釈ではどうしても自分の直面している問題を解決できないことを知り、ある種の絶望の中で、心は新しい解釈を生み出すのである。

「新しい解釈」は、古い解釈の中で熟成され、絶望という現実の検証に耐えて生まれてきたものである。

プラセボ効果は、薬に対する解釈の結果である。それは身体の眠っていた能力を引き出した。しかし、プラセボ効果は飲んでいる薬が偽薬であると知れば、消えていってしまうことが多い。本物の薬しか自分には効かないという考えにもどってしまうからである。だから、それは新しい解釈を残さない。

癌の自然退縮は、私たちの医学の常識的な解釈を超えた、例外的な現象である。しかし、将来この現象が科学的に解明されることがあるなら、その事実は私たちの心と身体についての新しい解釈を生み出していくであろう。

科学とは、常により効率的で、包括的な新しい解釈を探っていく方法である。それは、古い解釈では理解できなくなった事実を知ることによって、発展する。古い解釈の中から生まれ、それを超えていくのである。

電磁気学が生まれたとき、それは自然界に対する新しい解釈であった。その解釈によって私たちは自然界から電波という新しい能力を引き出し、利用できるようになった。そして、これが私たちの生活を変えたのである。

第三章

心の内なる治癒力——変わっていくために備わっている能力①

解釈をつくり替えることはいかにして可能であるか。もっと正確に言えば、解釈をさらに発展させるテクノロジーは何であろうか。この章で、私は古い解釈を変えていく私たちの能力について考えたいと思う。

求められる「新しい解釈」

人生後半の解釈

私たちは三〇歳ぐらいになるまでに、大人としての世界と自分についての解釈を獲得し、安定した人生を送れるようになる。その解釈は私たちがこの社会の中で生きていくのに不可欠のものである。だからこそ、私たちは生まれてから長い年月をかけてそれを育ててきたのである。しかし、四〇歳、五〇歳になったとき、その解釈は少々古くなりはじめている。

この年代になったとき、私たちは自分の人生が後半部分に入ったことを自覚させられる。それは、体力の衰えや視力の低下といった身体の変化のためだけではない。もっとも大きな変化は、私たちの人生全体の時間に対する感覚が変わってくることである。

四〇歳ごろまでは自分の人生の時間は無限にあると思っていたが、後半を自覚したとき、私たちは自分の時間が死という事実で制限されていることに気づく。そして、その時間は毎日の日常生活の刻一刻の時間と連続しているのである。この単純な事実を自覚したとき、私たちの心は死を見つめはじめる。

心が死を見つめはじめたとき、心は自然に、その事実を正確に理解し、解釈しようと動きはじめる。

しかし、私たちがそれまで培《つちか》ってきた古い解釈、つまり「大人の解釈」では、死は理解できない。なぜなら、古い解釈は、若かった私たちがこの社会に適応していくためにつくり上げてきた「大人になるための解釈」であるからだ。それは、社会の中で生きるための解釈であり、毎日をより効率的に過ごすための解釈であった。そこでは、社会がいつまで続くのかや、自分がいつまで存在するかといったことは前提となってはいなかった。そこでは、死は避けるべきものとしてだけ解釈された。「大人の解釈」をつくり上げることに成功し、社会への適応をまがりなりにも果たして安定した私たちは、いま持っている解釈でも、とりあえずは事足りている。そのままでも、毎日を送るのに困りはしない。

しかし、死という事実を含んだ人生の後半部分を真剣に考えようとするとき、とりあえずの毎日の生活だけに満足して、その先の自分の人生を考えないわけにはいかないであろう。また、たとえ死を正面から考えようとしなくとも、この生活の先には確実な死があると思うならば、いつのまにかその思いは、私たちの毎日の生き方に影響を与えているはずである。

たとえば、これは「大人の解釈」による人生の見方であるが、この社会に適応し、その中で生きていくことを第一の価値と考え、その先には避けるべき死がある、と人生を解釈した場合、私たちは後半の人生をどう受けとめるであろうか。

社会への適応とその中で生きることが第一の価値であり、人生の最後にはその第一の価値を破壊してしまう死があるならば、私たちの後半の人生はピークを過ぎた下り坂と解釈されてしまうであろう。その理由は次のようなことだ。つまり、私たち大人はこれまでに社会への適応を遂げ、毎日を生きるすべを獲得したのであるから、私たちは、第一の価値を達成したことになる。であれば、私たちにはもう人生の目標と呼べるものはなくなってしまう。あとは、毎日の生活を維持するだけである。永遠にその生活が維持できればいいが、しかし、その生活の先には死があり、維持しようとする生活はそこで強制的に終わらされてしまう。その生活の終結を私たちは望んでいない。だから、人生の後半は生活の強制的な終結へと向かう下り坂である。

このようにして、「大人の解釈」によれば、人生の後半は完成の後の崩壊、目標達成のあとの下り坂となる。

死を意識しようがしまいが、これが毎日の私たちの生活に忍び寄る人生後半の解釈である。

そして、私たちは口ではいくら強がりを言っていても、この下り坂の解釈を心の底では受け容れているようである。まだ、若い者には負けない、という言葉を口にしたとき、それは自分が若者と同じ価値基準の上で生きていることを認めていると同時に、自分が下り坂にいることを白状しているのである。

これに気づいたとき、私たちは「大人の解釈」をいつまでも使いつづけることを潔しとしないであろう。

ある老人たちへの実験

アメリカのドクターが日本で健康と長寿について講演した際に聞いた話だが、ハーバード大学心理学部のエレン・ランガー教授は老化に関しておもしろい実験を行なったという。

ランガー教授は、何年か前に、八〇歳以上の老人を集めてボストンのある病院で三週間生活させた。その病院の中には、約三〇年前のエルヴィス・プレスリーの音楽をかけ、カストロやフルシチョフのニュースを流し、当時の「ライフ」や「タイム」誌を置き、一九五〇年代のファッションが人工的につくりだされたのである。そして、老人たちはその環境の中で昔のように話し、振る舞うように指示された。

三週間後に老人たちのホルモンなどのさまざまの生理学的指標を調べたところ、この短い間に100以上の指標で老人たちは数歳も若返っていた。講演者は指標の内容までは具体的には紹介しなかったが、通常私たちの実際の年齢（これを暦年齢という）と区別して、身体の年齢（生物学的年齢と呼ばれる）を計るには、たとえば、80

00ヘルツといった高音域の聴覚の衰えを計ったり、DHEASといったステロイドホルモンの血中濃度の減少度などを計ることが行なわれる。ただし老人たちが三週間の実験を終えて日常生活に戻った後は、指標はやはり、数週間でまた元の状態に戻っていたという。

この実験の結果は、さまざまに解釈が可能である。たとえば、その中の一つとして、自分が若いと思い込めば身体はそれにある程度反応すると解釈することができる。このことは、逆に自分が衰えていくと思い込めば、老化も加速されるということかもしれない。

実際、老人たちは三週間の間、心身ともにいつもより若々しく生き、しかし現実の生活に帰ってまた平均的な老人の身体にもどったのである。この実験から推論すれば、もし、私たちが「大人の解釈」を持ちつづけて、人生後半はピークを過ぎた下り坂であると信じ込んで生きているとすれば、そうは考えていない人と比較して、私たちの身体的な老化がより速く進行している可能性はある。となれば、当然、その逆もありえる。つまり、人生後半の解釈いかんでは、身体の老化の速度が緩慢《かんまん》になる可能性である。

それまで、元気に働いていた人が、定年になって現場から退いたとたんにめっきり歳をとって体力を失い、間もなく寝たきりになってしまったといった話を聞くことがある。定年後には更に急激な体力の下り坂にさしかかるとその人は思い込んでいたのであろうか。あるいは、定年後には自分の人生はない、と思い込んでいたのであろうか。

さて、それならば逆に私たちはランガー教授の老人たちのようにおとぎの世界をつくり上げることができるであろうか。また、自分は人とは違うように歳をとっていくと思い込むことができるであろうか。あるいは、あなたの人生は社会一般のそれとは違うと、いつまでも醒めない暗示をかけてもらうことが可能であろうか。

心に一点の曇りもなく、こういうことに確信を持てたならば、まだ若者には負けないなどと漏らすこともなく、人生後半を楽しく生きることも可能かもしれない。

しかし、知性を発達させた私たちは、おとぎの世界や、思い込みや暗示はいずれは醒める夢であることを知っている。

私たちが求めているのはそんなことではなくて、自分の人生と世界を確実に変えていく新しい解釈なのである。

人生への「自信と確信」

プロローグでも述べたように、心理学者のアブラハム・マスローは、人よりも長く、人よりも健康に生きている人々がすでにいるという事実に心を惹かれ、こういう人々の研究に専心した。彼らを研究したほうが人間をより深く理解できると考えたからである。

彼の研究によれば、少数ではあるが平均的な大人とは異なる人生を歩んでいる人たち、他者よりも精神的にも身体的にも健康に生きている人たち（マスローの言葉を借りれば、自己実現を果たした人々）は、一般の人々と比較して人生に対してある共通した考えを持っていたという。それは、この人生は自分のものであり、自分はこの人生で何かを創りつつあるという、自分の人生に対する「自信と確信」である。この自信と確信に支えられて、彼らは自分の才能や、潜在力を大いに開花させ、その結果、自己を実現し人生を楽しんだのである。

しかし、マスローはこの人々が特に優れた才能に恵まれていたわけではない、と述べている。自己実現を果たした人々の才能も潜在力も、平凡な人間のそれと変わりがない。もし、違いがあるとすれば、自己実現を果たした人は平均的な大人と比べて、自分の才能を抑圧したり、潜在力の開花を力で抑えられたりすることがなかっただけだ、というのである。彼はまた、研究した自己実現者たちはなにも完璧な人間ではなくて、大きな欠点もあったとしている。

私はこのマスローの意見に、二つの点で賛成である。第一には、「自信と確信」は人を成長させる原動力になる、という点で。第二には、「大人の解釈」を超えて精神的な成長を遂げるには、平凡な大人以上の特別な才能は必要としない、単に自分の才能を無視したり、抑圧していることが成長を阻害しているのだ、という点で、である。

私は、精神科の臨床の場面で運よく、同じような自信と確信を獲得した人たちに遭遇することがある。彼らは、心の病を克服していく過程で、マスローのいう自己実現を果たした人々と同じように自分の人生に対する自信と確信を獲得している。そして、その自信と確信が結局は彼らの心の病を治癒し、彼らの人生航路を変えていった原動力になっている。もちろん、私の出会った患者さんたちが獲得した自信と確信は、マスローが言った自己実現者の持っているレベルとは異なるものかもしれない。しかし私にはその向かっている方向はまったく同じであると思えるのである。むしろ、彼らの出発点は心の病であったからこそ、回復の前と後との変化はより一層劇的にすら見える。

病から回復した患者さんと、平均以上の人生を楽しんでいる自己実現者と、その人生の内容は異なるかもしれないが、自分を変えていく力は同じである。また、心の向かっている方向も同じである。そこには、人が自分を成長させていくときに力を発揮する共通のメカニズムがあるに違いない。

新しい解釈を生み出すメカニズムについて考えようとしている本書で、私はそうした患者さんに登場してもらおうと思う。

私が彼らを紹介するのは、彼らが特別に優れた人生の解釈を生み出したからではない。私が彼らを紹介したいのは、彼らが心の病気を克服したときに、人が持っている古い解釈を超えていく能力を最大限に利用したからである。

彼らの心の病気は、彼らが古い解釈の中で行き詰まっていることに原因があった。彼らが自分の心の病を解決するためには、自分が直面している新しい事態に対処できる新しい解釈が、是非とも必要であった。彼らはそれを生み出し、自信と確信を取りもどすのである。

彼らの心の悩みは、さまざまである。その内容は、私たちの日常の生活からはかけ離れているかもしれない。一方、私たちの心の悩みは人生後半期の生き方に対する不安である。抱えている問題は異なるが、しかしここでも、心が新しく発達して自分を変えていくときのメカニズムは、万人に共通である。私はそう考える。古い解釈を超えて、新しい解釈を築き上げていく心の能力。この能力を用いて、成人後、私たちの心はどこへ向かおうとしているのであろうか。それを探っていきたい。

「きれい」で動く心の性質

朝の光に動いた心

その朝、清水謙一さんはいつもと同じ暗い気持ちで、ベッドの上で目を覚ました。七カ月前に、突然の事故で左足を失った清水さんにとって、朝が来ることは、すがすがしい新しい一日の始まりでもなんでもなくなっていた。

（ああ、また一日が始まる。でも、足を無くした俺にとってそれが何だというんだ……）

そんなふうに、整形外科病棟のベッドで清水さんに朝は訪れていた。

ところがその日は、その日にかぎって、目覚めると同時に、清水さんの目は傍《かたわ》らの窓から差し込む朝の光に吸い寄せられたのだった。久しぶりに雨が上がって、窓の外に見える初夏の緑は目にまぶしかった。白いカーテンを通してシーツの上に朝の光が微妙な影をつくっていた。

その瞬間のことを、彼は「不覚にも」と、後になって振り返っている。いったい何が不覚だったのか。

「思い返してみると、朝の光を見て『あ、きれいだな』という言葉が浮かびかけたとき、私は自分の心に裏切られたような気持ちを味わったのです。なんだか、おかしな話だけれど……。不覚にも、たかが朝の光をきれいだなんて、ね」

不覚にも彼の心は、六月のなんでもない朝の光に向かって動きはじめてしまっていた。それまで、自分の不遇を嘆き、絶望だけに塗り込められて、その後の長い人生を送るのだと、清水さん自身は思っていた。ところが、心のほうは勝手に病院の窓から差し込む朝の光などという、毎日見慣れているはずのシーンに感応して動いてしまった。

この日を境に、いや、この瞬間を境にして清水さんの心の病気は飛躍的に快方に向かった。

清水さんは自分を否定するという心の病気であった。生きていても楽しいことなんかないんだという、世の中を否定する心の病気でもあった。

そんな気持ちは、だれでも味わったことがあるはずである。だれでも、自分や社会を恨めしく思う瞬間がある。それは、他人から見たらほんのささいな事が原因であることもあろうし、逆に、周囲の者にもその心の痛みが理解できることもある。原因はともあれ、私たちは時に、暗い奈落《ならく》の底を何日もはいずりまわるような暗く閉ざされた気持ちから、自分の力ではなかなか脱出できなくなることがある。

そんな人が、精神科にはやって来る。自分から来るのではなく、家族や友人に心配されて無理やり連れて来られる人もいる。

清水さんは整形外科の入院患者でありながら、こっそりと病院を抜け出してお酒を飲み、アルコール依存に近い状態になったことが、精神科を受診するきっかけとなった。

清水謙一さんは、三七歳。雑誌広告やポスターなどを手がけるデザイナーである。五年前に大手の代理店から独立して自分の会社を設立し、その会社もどうにか軌道に乗り、仕事に追いまくられ相当に忙しいが、だからこそ充実した日々を過ごしていた。ところが、ある日、仕事の打ち上げで酔っぱらい、帰宅途中の駅の階段で転落してしまったのである。一時は、命さえ危ぶまれるほどの大怪我だった。なんとか、一命は取り留めたものの、脊髄《せきずい》損傷が残り、左足は、大腿部の下から切断せざるをえなかった。

手術が終わって、車椅子での生活ができるようになるまでは、清水さんも必死だった。ありていに言えば、落ち込んでいるゆとりさえなかったのである。

ところが、足に合わせた義肢《ぎし》ができあがり、それを装着して歩行訓練を行なわなければならないというころになって、急に清水さんは治療を受けようという意欲を失ってしまった。歩行訓練を拒否したばかりか、看護師さんたちに対する態度も反抗的なものに変わっていった。

歩行訓練はいっこうに進まなかった。早く仕事に復帰できるようにと家族や友人がたびたびお見舞いに来て清水さんを励ましたが、その見舞いさえ避けるようになっていった。

その挙げ句に、車椅子で病院を抜け出して、こっそり酒を飲みはじめたのだ。並みの量ではない。もちろん、医師や看護師さんの制止も耳に入らない。スキを見つけては、病院を抜け出して、時には酩酊状態で警察官に連れ帰られるような日もあった。そうなると家族とは会話しようとはせず、頑《かたく》なに自分の殻に閉じ籠もる清水さんを、家族も持て余した。いや家族は彼を憎みはじめさえしていたかもしれない。

突然、足を失った清水さんの痛みは、看護師さんにもわかる。そうはいっても、治療を頑なに拒否し、会話を拒否し、目を離せばアルコール漬けになる清水さんは、病棟で働く者たちの気持ちも暗くさせる「問題児」だった。

しかし清水さんは、手術後七カ月目、問題児となって三カ月目に自力で回復してみせる。

清水さんが歩行訓練を再開したとの報告を私は彼の妻から聞いた。

病院でトレーニングをしていた夫と目があったとき、さすがに最初は照れくさそうであったという。彼女は、どうして夫が訓練を再開したかは聞かなかった。

その日は、清水さんが、不覚にも朝の光をきれいだと思ってしまったあの日のことである。

心のインパルス

「この世の中に美しいものなんてあるわけがないと、当時の私は頑なに自分に言い聞かせていました。私は自分の運命を恨んでいました。私はついていない、足を失った人間でなければ、この気持ちはわからない、訓練でたとえ歩けるようになったとしても、昔のようにはつらつと飛び回ることはできない――これが、当時の私の『構え』でした。そして、私はそのように振る舞い、行動していました。家族や看護婦さんの優しい気持ちは、私にとっては押しつけにしか思えませんでした」

清水さんは、訓練を再開してしばらくした後、自分の心の動きを語ってくれた。

「しかし、その朝の光を見たとき、私の『構え』は混乱しました。目が覚めたばかりで、頭はまだぼんやりしていました。そのとき、自分の心が、自然と朝のきれいな光のほうに向かっていったのです。最初の一瞬、私は自分の心に裏切られたと感じました。なぜなら、美しいものに惹かれる心の動きは、それまでの私の頑なな気持ちに反していたからです。心は美しい一筋の朝の光に向かって引き寄せられつつありました。今から思えば、たぶん、私はまだ、美しいものなんてないと思い込もうとしていました」

「身体の中、胸のあたりに『あ、きれいだな』という感情が生まれつつありました。同時に、頭から胸に向かって、そんなことを感じてはいけないという思いが降りてきました。二つは胸でぶつかり合い、重い塊となりました。私はぼんやりした頭で、どちらにも加勢せずに見守っていたように思います。そのどちらも自分であることを感じていたときに、重い塊はスーッと消えていきました。数秒後に、私は自分を取りもどして、『あ、きれいだな』と感じ、言葉が出ました」

清水さんが描写してくれたものは、心のインパルスの発生の瞬間である。

先に私は、「みかんを食べたい」という想念が脳のどこから生まれてくるかは、現在の科学では解明できないと書いた。想念は「みかんを食べたい」というはっきりした言葉になる前に、まず小さな、まだ形を持っていない想念として心のもっとも深いところで発生する。この思いが心の中で次第に大きくなり、あるレベルに達したときにはじめて言葉になり、みかんが食べたいと自覚される。私たちが美しい花を見た瞬間、「きれいだな」という言葉が生まれる以前に、私たちは何か、明るさや、肯定的な心の動きを感じる。ついでこの動きははっきりと自覚されて、「きれいだな」という言葉になる。これは、想念のインパルスが生まれて、それが言葉によって自覚される過程である。

想念のインパルスは私たちの表面的な意志に関わりなく、心のもっとも深いところから自然に発生してくる。心のもっとも深いところは、感性の層や、さらに深い主観性の層と呼ばれる場所である。この心の階層構造については次の章で詳しく説明するが、想念のインパルスは、心のもっとも深い主観性の層のさらに深いところから発生する。

私たちの心には、毎日何千、何万ものインパルスが生まれては、消えていく。インパルスは心の中で広がり、感情や観念、言葉となって私たちに自覚される。

もし、私たちが心を静かに落ち着けて、何も考えない、何も感じない「無我」の境地に達することができたなら、心の中にも想念のインパルスが発生して育っていく過

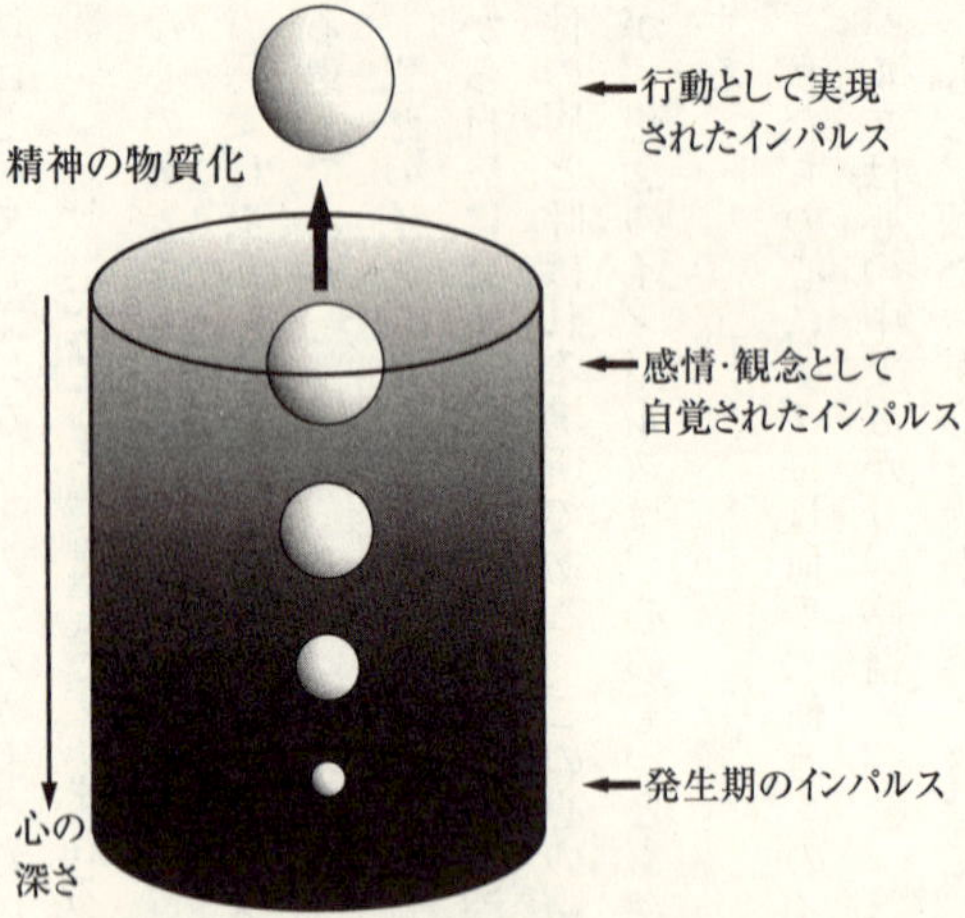

インパルスの発生と精神の物質化

程を見ることができるであろう。あるいは、思いもかけない感動的な光景に出会ったときに、心の中に一瞬のうちに感動や喜びが広がっていく過程を体験したことがないであろうか。これも心の中で想念のインパルスが生まれ、拡大していく体験である。

しかし、こういう想念のインパルスを直接に体験する機会はそう多くはない。普通はインパルスが発生してそれが大きくなった時にはじめて自覚される。そして、そのときには想念のインパルスは無意識のうちに私たちの解釈を受けて、変形されてしまっていることも多い。あるいは、自分の解釈に合わないものは、無視され、抑圧されてしまうこともある。

清水さんも朝の光を見たのはその日がはじめてではなかったはずである。しかし、それまでは「きれいだな」という純粋なインパルスは自覚されることなく、抑圧、無視されていたのである。

清水さんのように、まだ私たちの解釈によって変形を受ける前のインパルスの発生の瞬間を見ることができるのは、非常に稀なことである。

人の心は自由に動く

「世の中に、楽しいことなんてあるはずがない」という彼の構えは、長い間、彼に歩行訓練を拒否しつづけさせてきた。楽しいはずのない世の中に、わざわざ訓練を重ねて復帰する意味はなかったからである。彼は頑なになって、楽しいことを無視しようとしていた。それは、思いがけなく不幸のどん底に落とされた清水さんの、やりようのない怒りの表現であった。

しかし、ある朝起きると、彼は自分の心のインパルスが、自分の意志とは無関係に、自然に、美しいものに向かって動きはじめる瞬間を体験する。それまで、心は自分の思いのままに動くものと思っていた彼にとって、こういった体験は新鮮なショックを与えた。

と、同時にこのとき、彼は自分に裏切られたとの感覚を味わう。それは、ここでもし彼がこの心の自然な動きを自分のものと認めるのであれば、彼はそれまでの古い構えを修正せざるをえなくなってしまうからである。彼はその矛盾を直感したのである。

自分の心が朝の美しい光に動いたという事実は、「世の中に楽しいことなんてあるはずがない」という彼の人生に対する「構え」に矛盾する出来事である。この矛盾を解決するためには、自分の感性を否定するか、あるいは、古い構えを新しい構えに書き換えるか、どちらか一つである。

しかし、その朝の感性の体験は簡単には否定できないほどに新鮮であった。彼は、構えを書き換えることにした。「世の中には、楽しいことも時にはありえる」という新しい構えである。

「楽しいことも時にはありえる」とすれば、歩行訓練を頭から拒否する理由はなくなってしまう。このとき、彼のいままでの態度は氷解した。

清水さんは、現実を受け容れ、人の好意を受け容れた。

その後しばらくして、清水さんは義足をつけて、一本杖だけで自由な生活ができるようになった。

思いがけない大きな病気に見舞われて、絶望の谷底に突き落とされた人間が、新しく、はつらつと生まれ変わるとき、専門家はこれを「疾病の受容」と呼ぶ。

この疾病の受容のときに起こる共通の現象は、「構え」の再構築である。この「構え」は人生観とか、世界観とか呼んでもよいものである。不運な出来事を解釈し直し、自分の人生の中に包み込みうる新しい「構え」が求められるからである。

古い構えは心の豊かで自由な動きを受容できなかったがために、新しいものに置き換えざるをえなかった。古い構えは新しい状況下で、心の自由な動きを抑えていたからである。

古い構えから新しい構えが生まれるとき、その橋渡しをするのは、いつも自由な心の動きである。

柔軟性に富み、繊細で全体的で、かつ直感的な機能を持っている心。

この自由な心の動きは、「成熟した感性」と呼ばれる。それは、古い言語や論理に影響されにくい性質を持ち、人生の新しい場面が生まれるときには、常に主導的で、重要な役割を果たしている。

人の心はいつも自由に動きまわる。美しい花が咲いていれば、自然と心はそこに惹かれて、動いていく。

内なる治癒力――免疫機構と心の治癒力

私たちの身体の中には、壊れたところを自分で修復したり、病原体から自分を防衛する機構が備わっている。身体は自分で自分の健康を維持し、病気にならないようにこれを守る能力を備えているのである。この能力は、私たちが風邪をひいたときに、もっとも身近に感じられる。

心にも、身体と同じように自分を修復したり、自分の健康を維持していく機構が備わってはいないであろうか。

インフルエンザと闘う機構

インフルエンザにかかって発熱や咳、鼻汁や全身の倦怠《けんたい》感に苦しんで外来を訪れた患者さんに薬を処方するとき、医師は自分が処方した薬に何を期待しているのであろうか。

インフルエンザの原因は身体に侵入したウイルスである。しかし、風邪薬を処方した医者は自分が処方した薬がウイルスに効く薬ではないことを十分承知している。インフルエンザ・ウイルスに対して直接に効く薬はない。薬は熱を下げたり、鼻汁を止めたり、二次感染を防いだりするだけである。なのに、薬を飲むとまもなくウイルスは退治され、風邪は治る。

このとき、身体の中では何が起こっているのであろうか。

身体の中で実際にインフルエンザのウイルスを退治して、回復への真の役割を果たしていたのは、実は医者が処方した風邪薬ではなくて、私たちが生まれつき持っている身体の防衛システム＝免疫機構である。風邪はこの防衛システムが何らかの理由で一時的な破綻《はたん》をきたし、ウイルスに前線の防衛ラインを突破されてしまったときに起こる。風邪の症状は、混乱した戦線を発熱や鼻汁や咳といった緊急手段でなんとか整え直そうとしている闘いの結果である。

こういったときに処方される風邪薬は、ちょうど戦線の上空から緊急援助物資を投下して、味方の戦力を立て直すようなものである。これが、医者の処方する薬の役目であり、緊急援助は免疫機構が再び戦線を作り直すまでの時間稼ぎであるともいえる。

だから、インフルエンザの患者さんに風邪薬を処方したときに、医者が期待しているのは、患者自身の本来の防御機構がなるべく早く戦線を立て直すことであり、医者はそれまでのほんの短い時間を薬の力でサポートしたいと願うのみである。

この事情はなにもインフルエンザだけに限ったことではない。胃潰瘍の手術をするときも、事情は似ている。外科医たちは、胃の最後の治癒は胃の粘膜の自己再生能力によってもたらされることを知っている。手術は悪い部分を取り除くことができるだけなのだ。このように軽い病気から重い病気まで、医師のできることは、身体の持っている治癒力を一時的にサポートすることである。

身体が病気にならないように健康を維持し、いったん病気になったときには緊急動員をかけてこれを鎮圧するのが私たちの身体の機構である。侵入した細菌やウイルスを破壊し、癌細胞を抹殺し、壊れた組織を修復する力を私たちは自分の中に備えている。これが、免疫機構を軸とする、不思議な自然の力、内なる治癒力である。

心は自分を高める力を持つ

私は、この身体の内なる治癒力と同じようなものが、心にもあると思う。

心の内なる治癒力、それはまだ何の変形も受けていない発生した瞬間の心のインパルスと、それを受けとめる素直な自分の気持ちである。

朝の光の中で、清水さんの古い解釈を壊してあふれてきた心の動きこそが、この治癒力ではなかったか。

心の内なる治癒力は、現実との整合性を失い、現実を解釈する力を失った古い解釈を打ち壊す。これは、免疫機構が侵入した細菌やウイルスや体内に発生した癌細胞を破壊するのと同じである。細菌やウイルスや癌細胞は身体という精巧なシステムの整合性を乱す異物であり、常に新しい現実の中で生きていこうとする身体の機能を損なうものである。

心にとって古い解釈は、新しい現実と自分との間に矛盾のない整合性を打ち立てようとしているときに、異物となる。それは、心の自由な機能を損ない、心の新しい発展を阻害する。

心に何か自分の秩序と相容れないもの、自分の整合性を乱すものが現れたとき、素直な心はどこかで違和感を感じはじめる。異物ははじめは心の動きを覆い隠してしまうかもしれない。しかし、いつしか、心の奥底から湧き出してくるインパルスはこの覆いを破壊してしまう強力な力を持って表面に現れる。心を覆い隠していた異物は、新鮮な衝動の前に魅力を失い、消滅する。異物を取り除かれた心は、軽くなって、活発な動きを取りもどす。

これが、心の内なる治癒力である。

身体が自分を修復する機構を持っているように、心は自分を高めていく力を持っている。

心の内なる治癒力と身体の治癒力である免疫機構とは、ともに私たちが発達させた精巧な機構である。この二つの機構は生まれつき私たちに備わっている。

心と身体が切っても切り離せない密接な関係を持っているように、心と身体の二つの精巧な機構は、私たちの中のどこかでつながっている可能性がある。

癌の自然退縮の話を思い出してほしい。これはまだ精神神経免疫学にとっての大きな仮説なのであるが、心が現実を受け容れ、心が自らに満足したときに身体の免疫機能もその機能をもっとも効率よく発揮するのである。これは人の身体と心に備わった不思議な機構の連携である。

最近の研究では、脳の神経細胞の間で行なわれている情報伝達と同じことが、免疫を担当する細胞の間で行なわれていることが知られている。脳の中で神経細胞同士の情報の伝達をするのは、神経ペプチドといわれる物質であるが、この情報伝達物質を受け取る受信機は、体中を循環している免疫機構を担う細胞にもあるのである。情報を伝達しあうのは神経細胞だけではなく、免疫細胞も情報を伝達しあい、さらに、神経細胞と免疫細胞も互いに情報を交換している事実は、心と身体の間に連携があるという可能性をますます高めているといえるであろう。

次の章で私は心の内なる力について、もっと詳しく探ってみたい。

第四章　自己発展する心の力——変わっていくために備わっている能力②

身体には自己治癒の力である免疫機構があるように、心には心の自己発展の機構がある。それは、古い解釈を壊し、古い解釈の中から新しい解釈を生み出していく力である。

心はこのメカニズムを自分の中に備えているがゆえに、生まれたときから大人になるまで、精神的な発達を遂げてきたのである。大人になったとき、このメカニズムは古い未分化な形から、洗練された形に完成される。

それと同時に私たちには、このメカニズムを自覚的に操作できる能力も生まれる。

古い解釈を変える三つの能力

心の三つの能力

人の心には、現在の解釈を超えてより深い解釈を生み出す能力が備わっている。心は、いつも古い自分を乗り越えて、自分を変えていく力を持っているのである。

心は変幻自在でとらえどころのないものであるが、私は便宜上、心のその能力を三つに分けて考えてみたい。

心の持っている自分を変えるための第一の能力は、自分から離れることができる能力である。第二の能力は、絶望することができる能力、そして、第三の能力は、純粋性を感じることができる能力である。

第一の、自分から離れることができる能力とは、自分から離れて自分を客観視できる能力である。たとえば、悲しい出来事に遭遇して泣いているとき、私たちは悲しみの中に埋没しているだけでなく、悲しんでいる自分から離れ、その自分を見ることができる。これが、自分から離れることができる能力である。

第二の絶望することができる能力とは、このままいけば自分はダメになってしまうと、八方塞《はっぽうふさ》がりの状態を受け容れることができる能力である。この能力は子供にはない。心の強さを持った大人に備わっている力である。心の強さゆえに事態の深刻さを正面から受けとめることができるのである。

第三の純粋性を感じる能力とは、思い込みや過去の自分の常識に縛られないで、新しい心の動きを感じることができることである。

もしここに、嫌いな友人がいたとしよう。あるとき、思いがけなくその友人から親切にされたとしたら、心の中にはびっくりすると同時に嬉しい気持ちが湧いてくるはずである。しかし、私たちはその友人は嫌な奴であるとの固定観念を持っているので、心が感じた喜びを押し殺してしまうことがある。このときもし、あいつは今でも嫌な奴だけど、親切にされたときは嬉しいものだなと感じられたなら、それは心の純粋性を感じる能力である。

これらの三つの能力は、生まれつき、だれにでも備わっている能力である。しかし、その能力を十分に使いこなすには、人はある程度、歳をとっていなければならない。この能力を使うための最小限の基盤は早くても二五歳、おそらくは三〇歳ぐらいまでには準備される。悲しみの中で、涙を流している自分を振り返れるのは、自省する力を持った大人だけにできることである。

そして、三〇歳を過ぎて後、実際にこの能力を使いこなしてより深い解釈に出会うためには、さらにもう一つの準備が必要となる。

それは、人生の経験である。自然に準備された基盤の上に、さらに豊かな人生経験が蓄積されてはじめて、人は、この能力を使いこなせるのである。そのとき、多くの人は四〇から五〇と歳を重ねるころになっている。

もっと歳をとってからこの能力を使いはじめる人もいる。しかし、若いころにこの力を発揮する人は稀である。そういう人たちは、若いときに人生の大きな困難に直面したことのある人である。彼らは二十代、三十代でこの能力を発揮して深い自分自身に触れることがある。

心が現在の解釈を超えてより深い解釈に近づいていくのは、心の自然の傾向である。三〇歳になったときの心の到達点を越えて、心はさらに発達しようとする。

それは、しかし、三〇歳までに起こったような、だれにでも自動的に起こる発達の過程ではない。だれにでもその能力は備わっているが、おうおうにして私たちが獲得した「大人の解釈」は、いつのまにか堅い固定観念となって、心の発達を邪魔している。

心の三つの能力についてもう少し詳しく考えてみたい。

自分から離れることができる能力

人の心は不思議な能力を持っている。その能力とは、心が深い悲しみや大きな喜びを感じることができるだけでなく、それを味わっている自分自身を振り返ることができることである。悲しみや、喜びに心が揺り動かされている最中にさえ、人は、その悲しんでいる自分や、喜んでいる自分を見つめることができるのである。これが、自分から離れることができる心の能力である。

こういった心の能力は、客観視の能力とも呼ばれる。生まれてからの精神的な発達が進むにつれて、この能力は大きくなる。

自分から離れる能力を発達させる前に、人はまず自分と他人をはっきりと区別できなければならない。これは自分に対する客観視の能力が発達する前提である。

認知心理学を打ち立てたピアジェの認知理論によれば、子供が自分と他人とをはっきりと区別しはじめるのは、二〜四歳ごろである。その結果、子供は他人の真似事や他人と一緒に遊ぶことを覚える。そしてまた、この時期は言葉を獲得していく時期と一致する。五〜七歳になって、脳機能は飛躍的に発達を遂げて、分析的な思考や言語の扱いを得意とする優位半球（左脳）が分化し、言葉に基づいた思考が優勢となる。このころの子供は、自分の周りの外的世界を言葉を用いてかなり正確に評価できる。子供は活発に周りの世界を探ろうとする。子供の心は外側に向いているのであり、大人顔負けの知識を披露する子供も現れる。

しかし、このころの子供は自分の内側の世界を体系的に観察することはできない。なぜなら、子供は、まだ観念的・抽象的な言葉を十分に扱うことができないからである。彼らが得意とするのは具体的な物についての知識である。自分の内的世界を観察できるようになるのは、悲しみとか、喜び、絶望といった抽象的な言葉を扱えるようになってからである。

人が抽象的な言葉を覚えて、これを使いこなせるようになるのは、思春期以降、成人になってからである。抽象的な言葉を扱えるようになってはじめて、心の中に浮かぶ感覚や、欲求、判断、感情といった物事を表現できるようになるのである。言葉で、心の中を表現できるようになったときはじめて、私たちは自分の心を客観的に眺められるようになる。

このとき、客観視の能力が生まれる。

（私は深い悲しみを感じていると同時に、私は深い悲しみそのものである。しかし、私が深い悲しみの渦中にいるとき、私は悲しみを自覚することはできない。私が悲しみを自覚できるのは、私が悲しみの外側から悲しみを見つめているときである）

このように人は、悲しみの内と外とに視点を移すことができる。人は悲しみのただ中にいるときでさえ、それから一時的に離れることができるのである。

自分自身から離れることができる能力は、精神的な発達の結果、成人が獲得した心の機能である。

絶望することができる能力

心は、自分の周りに起こるさまざまな出来事を区別し、分類することができる。

車に興味のない人がぼんやりと眺めているときには、クラウンもベンツも同じ乗用車としか見えないが、自動車好きの少年はヘッドライトの一角を見ただけで、一瞬のうちに二つを区別できる。この少年の分類能力は特に車の分野で発達しているのである。

物事を区別し、分類する機能は、歳をとるにしたがって次第に精密化する。その能力は、さらに物事が起こったり、消えたりする筋道をたどったり、将来を予測する能力へと発達する。

こういった心の能力は、知性と呼ばれる。知性は二〇歳ぐらいまでに基本的な発達を終わり、安定する。

心は知性に導かれて、自分の行く末を見通すことができる。たとえば、心は、「ああ、このまま行けば自分はダメになる」と、将来を予測するときがある。たとえ自分に不利な結論であっても、言い逃れを考えずに素直にそれを認めることができること、それが、絶望することができる能力である。

絶望とは、鋭い知性の働きによって知った八方塞がりの状況と結論を、素直に肌身で感じる心の働きである。

四〇歳を過ぎ、五〇歳を過ぎるとき、私たちの知性は豊富な経験を整理し、分類し、将来の自分の行く末を見通すことができるようになっている。それは、人生の後半、死で幕を閉じると考えられる人生である。

しかし、三〇歳までに獲得した私たちの世界と自分に関する「大人の解釈」では、その死を受け容れることはできない。

それもそのはずなのだ。古い解釈の枠内では、死は単に避けるべきものとしか理解されてこなかったからである。

私たちは以前、死を避けるための方法を学んだ。安全教育、交通ルール、健康診断と疾病予防……避けるべきものとして解釈した（学んだ）死は、しかし、経験を積んだ知性に判断をゆだねれば、避けられないものとなっている。古い解釈は、すでに効力を失っている。古い解釈は、絶望するのみである。

もし、心が、知性が下した不可避の死という判断を知り、それを無視することなく素直に受け容れたならば、心は、絶望する能力を持っているといえる。そして、死を思ったときの絶望は万人共通であるから、万人は絶望する機会を持っている。

人生のさまざまな場面で、古い解釈が行き詰まったとき、絶望が訪れる。しかし、人が絶望することができたとき、新しい解釈が生まれはじめる。

純粋性を感じることができる能力

人の心には、たとえ自分がそれに触れたくないつらい話題であっても、避けるよりはそれに正面から向かっていったほうが、心の安定が保てるという場合がある。

他人から見ていれば、その問題を避けたからといって、その人に不利益がもたらされるわけでもないのに、本人は自分の心の中の安定を優先し、避けずに受けとめるほうを心地よく感じるのである。

これは、整合性を求める心の性質である。

また、難しい数学の証明問題に、いくつかの異なる解答法が得られたとしよう。結論はみな同じ解答であるのに、心はその中でもっともシンプルで、わかりやすい解答法を美しいと感じることがある。

これは、単純性・秩序性を求める心の性質である。

道ばたにきれいな花が咲いているとき、心は自然にそこに惹かれる。

これは、美しさを求める心の性質である。

こういった、心の動きはすべて、洗練された感性の働きによって得られるもので、私は、これを純粋性を感じる心の機能と表現したい。

心は純粋性を求めて動く。この心の純粋性は、簡単に体験することができる。

明日の仕事であなたがビジネス・ランチを計画しているとしよう。可能性は二つあるとする。つまり、A社のaさんと会うのと、B社のbさんと会う場合である。A社のaさんと食べるシーンを思い浮かべたときと、B社のbさんと一緒の食事を思い浮かべたときで、あなたの心はどう動くであろうか。心の動きに違いがあるはずである。aさんが一流企業A社の威光を振りかざして、要求をごり押ししてくる人で、bさんは気さくな人柄で、交渉の仕方がとても理性的な人であったなら、aさんのことを考えたとき、心は重く、暗くなり、bさんのことを思い浮かべたとき、心は相対的に軽く、明るくなる。

この心の重さ、軽さ、あるいは明るさ、暗さといった相対立する質を感じられることが、心の純粋性である。

たとえば、運が悪いことに、明日のランチは、aさんと会うことが仕事の上で最優先であったとしよう。そのとき私たちはこの結論だけに目を奪われて、その結果、心の動きを押し殺してしまうことがある。aさんと会うことを思ったときに感じる心の重さ、暗さを無視してしまうのである。

しかし、心の純粋性を持っている人は、仕事上の結論とは別にaさんと会う心の重さを感じることができる。彼は、「気が重いな」と感じ、「でも、仕事だからしょうがないか」と結論するのである。この単純な何でもない作業によって心の純粋性は保持される。もし、この作業を行なわないで、はじめから「仕事だ！」と思い込んで、心が感じた重さを無視してしまったら、もし毎日、そんなことを繰り返していたら、心の純粋性を感じる能力は失われてしまう。

ａさんとのランチを優先しなければならない仕事上の必然性と、心の動きを感じることは別のことである。

心の純粋性を保持しながら、仕事も続けられる能力、これは大人の能力である。心の重さと軽さは私たちの洗練された感性である。それは心が自然と向かっていく方向を示している。心は軽いほうへ、楽しいほうへ、明るいほうへと向かっていく。これは自然の流れで、心の純粋性を表している。

大人の私たちは心の純粋性だけに従って行動することはできないが、感じつづけることはできるのである。

四〇、五〇、六〇歳になったとき、人は自分から離れ、絶望し、純粋性を感じるという三つの機能を使いこなせるようになっている。あとは、何かきっかけがあればよい。きっかけとなる小さな困難に出会うことができれば、人は新しい解釈を生み出し、人は変わりはじめる。

多くの場合、その困難とは、だれでもが持っている、自分の体力や視力の衰えに気づいたり、あるいは限りある人生に思いを寄せたときの、小さな心の動揺である。

大人の心の構造

客観性から再び主観性へ

解釈をつくり替える心のメカニズムを駆使して、私たちがつくろうとしている「新しい解釈」とは、何か。

「大人の解釈」を超える「新しい解釈」とは何か。

この問いに対して私は、「新しい解釈」とは私たちに主観性を取りもどすことができる解釈である、と答えたい。

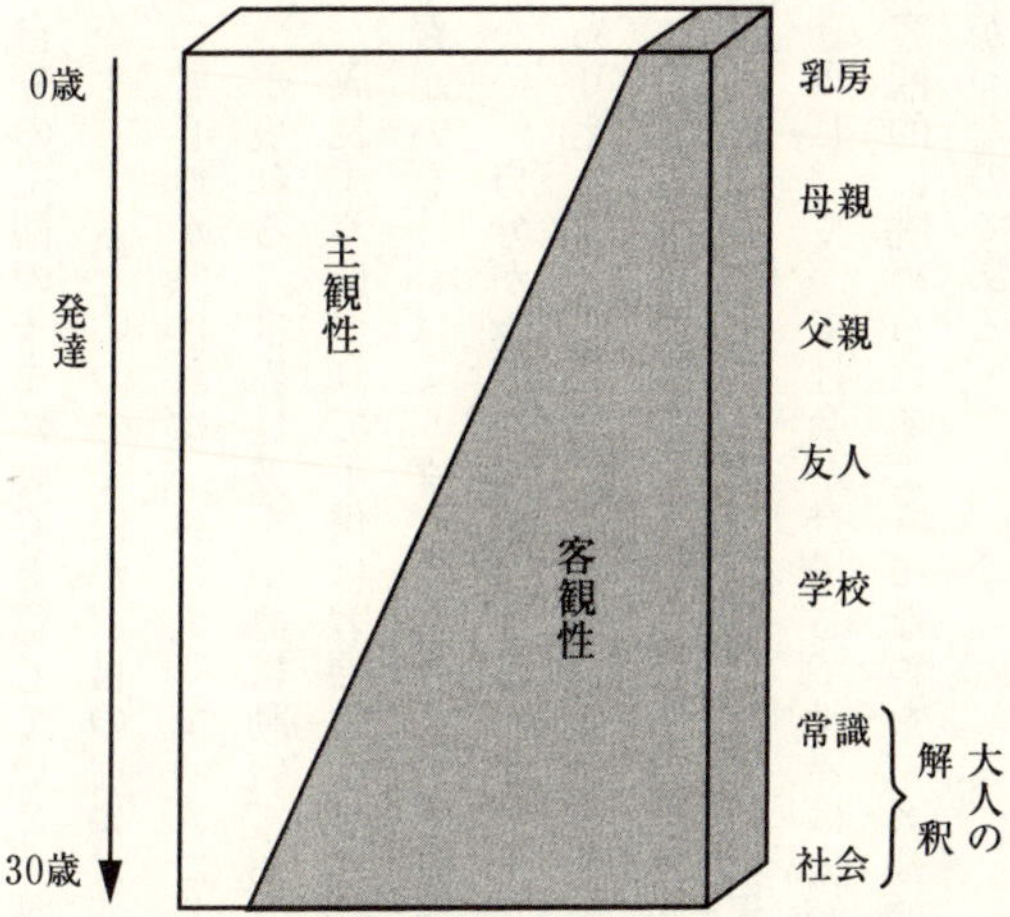

大人の解釈と客観世界の拡大

主観性とは、客観性に対立する概念としてのそれである。私たちは「大人の解釈」を獲得する過程で、客観性は主観性よりも価値が高く、より普遍的であると学んだ。また、自分がさまざまな物事を判断する際には、客観的な価値判断ができるようにと訓練を積んできた。そして、まがりなりにも客観的な見方ができるようになったとき、私たちは「大人の解釈」を獲得した。

「大人の解釈」を獲得するまでの生まれてから三〇年あまりの発達は、考えてみれば主観性から脱して、客観性へと登っていく過程であった。

たとえば、生まれたばかりの乳児は、客観性ということを知らない。乳児は世界は自分の主観のままに動くと信じている。彼らはおなかが空けば大声で泣いて世界を動かす。するといつのまにか、目の前に母親の暖かいミルクが現れる。うんちをもらして居心地が悪ければ、再び大声で叫んで世界を動かす。まもなく、新しい乾いたおむつが現れる。世界は彼を中心に動いており、赤ちゃんはまったくの主観的存在である。

成長するにつれて子供は客観性を学ぶ。いくらおなかが空いて大声で泣いても、母親がいなければミルクが現れないのを知るのは、客観性の最初の学習であるかもしれない。自分が母親を必要とするときでも、場合によっては母親がそばにいないことがありえること、これは母親が自分の主観とは別の客観的な存在であるからである。

客観性を獲得することは私たちの世界が拡大していく過程でもあった。自分が世界の中心にいるという乳児の自分だけの世界から、母親が登場し、ついで家族や友人が登場し、やがて社会が登場して世界は広がった。そして、私たちは社会の中で自分を客観的に眺められるようになった。客観的世界を土台にする「大人の世界」ができあがったのである。

しかし今、「大人の解釈」を完成させ、さらにそこから踏み出そうとしている私たちは、客観性の土台の上に再び主観性を取りもどさなければならない。

なぜなら、私をとりまく社会や世界は普遍的で永続的な客観的存在であるかもしれないが、私自身の人生は死によって限界づけられており、私の人生は一度きりのもので、それは普遍的でも永続的でも客観的でもなく、私自身の主観的なものだからである。

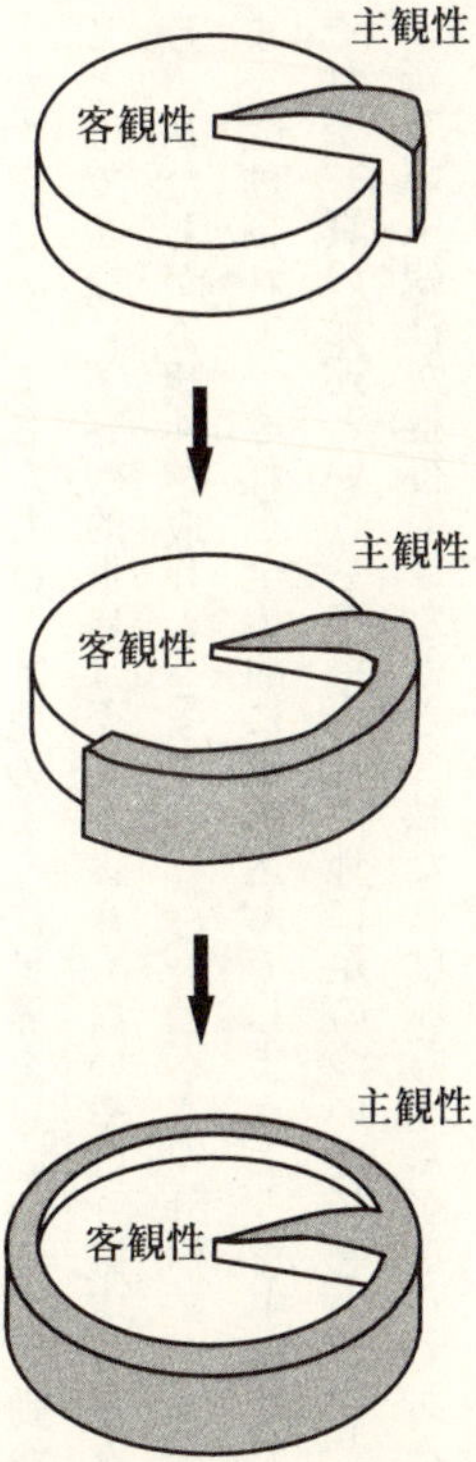

客観性を包み込む主観性

だからといって私たちは、乳児のように世界を思いのままに動かす主観性にもどることはできない。客観的世界は否定しようもないやはり確実な重みを持っている。もし、私たちが主観性を取りもどすとすれば、「大人の解釈」が獲得した客観性をそのまま受け容れて、それを全体的に包み込んでしまうような主観性でなくてはならない。それが、真の発達というものであり、地に足のついた新しい解釈というものである。新しい主観性が獲得できたとき、私たちは赤ちゃんがそうであるように、何の疑いもなく、自信と確信を持って自分の人生を主張できるであろう。

心の階層

私は次の章で、心の三つの能力を使って自分の悩みを解決していった一人の女性を紹介していくことになる。彼女のたどった道は、心が自分を変えていくメカニズムをよく表しているからである。

彼女は自分の主観性に出会うまで、三つの能力を使いながら長い旅を続けた。そして、彼女が最後に到達したところは、心のもっとも深いところにある、主観性がいきいきとしている場である。その主観性の場は心のあらゆる機能を見つめている、心のもっとも奥底にある私たちの自我全体を支えている場である。

彼女の話を具体的に始める前に、心の構造について簡単なスケッチを描いておきたい。

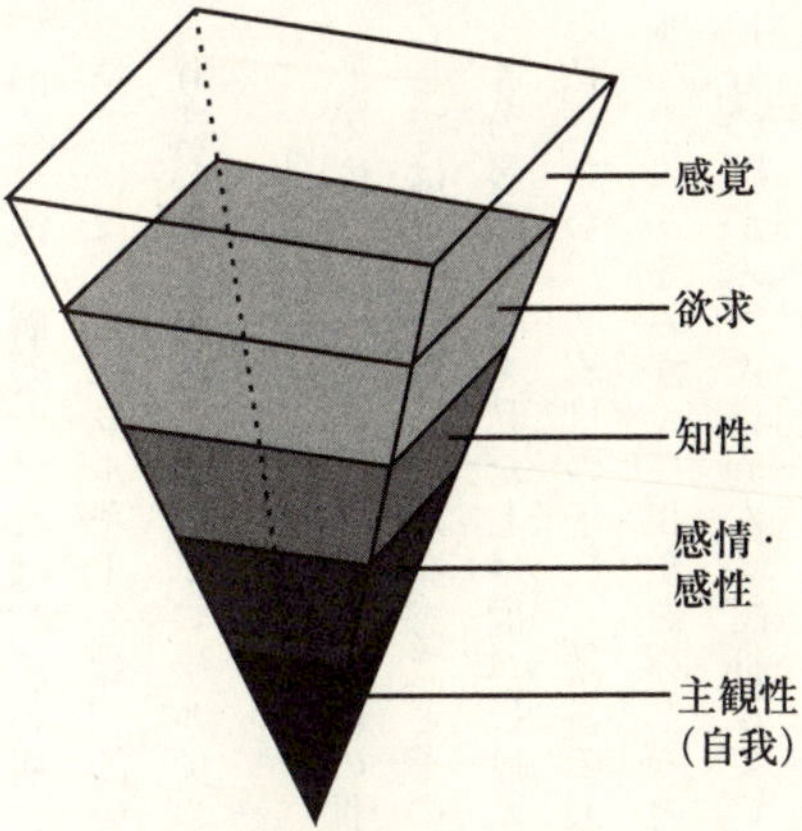

心の階層

私たちの心は表面の浅いところから、核に近いずっと深いところまで何層にも積み重なった構造を持っている。この層は大きく五つに分けることができる。

第1層は「感覚」の層、第2層は「欲求」の層、第3層は「知性」の層、第4層は「感情・感性」の層、そして、最後の第5層は「主観性」の層である。

この五つはヒエラルキーを形成している。ヒエラルキーとは、第一には浅い層が深い層の土台になっているということである。浅い層がなければ、深い層は活動できない。

第二には、ヒエラルキーとは、深い層は浅い層を自分の中に取り込んでおり、自分より浅い層を自由にコントロールできるという意味である。


心のもっとも浅いところ、外側の世界にもっとも近い部分には「感覚」の層がある。ここでは、私たちの豊かな感覚とその感覚と連動した身体の動きが活発である。この層の存在を私たちは簡単に確かめることができる。

私たちが、ある日の午後、読書の最中に、急にみかんを食べたいと思って、テーブルの上にあるみかんに視線を移したとする。鮮やかなオレンジの色彩が目に飛び込む。自分の腕がみかんに向かって伸びていき、見慣れた自分の指がそれをつかむ。

この一連の動作の最中に、心はどのように動くのであろうか。

第一に、心がこの「感覚」の層の中に、完全に入り込んでしまうこともある。オレンジのあまりにも鮮やかな輝きに我を忘れて、一瞬その色彩の中に没入してしまったようなときである。このとき、私たちの心はオレンジでいっぱいになり、その明るく、行動的で、活発な質に満たされる。

また、第二に、一連の動作の間、心は「感覚」の層には完全には入り込まないで、それを外側から眺めることもできる。みかんの映像や自分の腕と指の動きを、ひとごとのようにまったく客観的に観察しているときである。こういったとき、心は「感覚」の層とは離れたところで、「観察者」となっているのである。

「感覚」の層は、心のもっとも古い層である。それは、小さいころに親しんだ層でもある。母親の乳房の感触の中だけに生きていた赤ちゃんのころ、私たちはこの層の中にだけ生きていた。大人になったとき、この層に入り込む能力を私たちは失いかけ、限られた芸術家だけがその能力を使いつづけているのかもしれない。しかし、この層の存在はだれしも認めることであろう。

「感覚」の層の下には「欲求」の層があり、さらにその先には「知性」の層がある。私たちが「みかんを食べたい」と思って手を伸ばしていくときに、この「欲求」と「知性」の層を味わうことができる。

みかんへの欲求が生まれたとき、私はある推理小説に夢中であったとしよう。私はさまざまな状況を吟味《ぎんみ》して真犯人を推測している。そのとき、私の心は知性の層に没入して、推理に夢中になっている。私は、みかんを食べたいと思って口に運んではいるが、じっくりとは味わっていない。そもそもみかんを食べたいと思ったことさえ、うわの空である。これは、心が知性の層にいて、その興味が心の外側の小説に向いており、小説のことはよく理解しているが、自分の欲求については関心を向けていないからである。

しかし、もし私が推理小説から目を離して、(あっという間に夕方になってしまったな。少し疲れたな)と思って自分の身体に注意を向けていれば、みかんを食べたいという欲求の生まれる瞬間を客観的に、じっくりと眺めることができる。このとき、心は相変わらず知性の層にいるが、興味の対象は推理小説から離れ、自分の心に湧いてくる欲求へと向かったのである。それは、自分の身体の中に、乾きと疲労を感じて、その感覚を癒し、そこから抜け出したいと思って、甘くみずみずしいみかんに向かって身体が動き出す瞬間である。

知性は、疲労、乾き、甘さ、みずみずしさといった言葉を思い浮かべてこの動きを客観的に分析している。このとき、知性の層にいる心は、自分の欲求の層を観察の相手に選んでいるのである。

心が自分の他の部分を観察の対象に選んだとき、心は自分自身のその部分を客観的に眺めることができる。これが、客観視という心の能力である。

次に、同じみかんの例で、客観視が起こらない場合を考えてみる。たとえば、心の中でみかんへの欲求があまりにも強烈であれば、心は知性の層に留まってのんびりと自分の欲求を観察している余裕はなくなってしまう。心は知性の層から離れ、欲求の中に埋没してしまい、夢中でみかんをむさぼり出すであろう。私は食欲そのものとなっている。そして、いくつかを平らげた後で、ハッと我に返るのである。いつのまにか、みかんを三つも食べてしまった、いったい私はどうしていたのだろう。

私は欲求の層に入り込んでいたのである。

心は感覚の層に入り込んだり、感覚の層を外から眺めることができたように、欲求の層に入り込んだり、それを外から眺めたりする。

大人の私たちは普段は知性の層にいることが多い。そこから、感覚や欲求をなんとはなしに、眺めている。もし、自覚して心の中の他の層を眺め、分析したり、感じたりしたとすれば、それは私が先に述べた心の客観視の能力である。

心の深い層にいる心は、自分の位置している層よりも浅いレベルの層を、努力せずに客観的に眺めることができる。しかし、自分のいる層よりも深い層を眺めるのは不可能ではないが、難しい。私たち大人は知性の層にいることには慣れているので、それよりも浅い欲求や感覚の層を比較的容易に客観視できる。しかし、自分よりも深いところにある感情・感性の層を客観視することにはあまり慣れていない。

次に、「知性」と「感情・感性」との関係を考えてみる。私たち大人はこの知性と感情・感性の層あたりまでを自分の領分としているので、その境を知ることは大切である。

感性とは洗練された感情のことである。

私たちは、頭ではわかっていても、どうしても気持ちがついていかないと感じることがある。これは、心の知性のレベルでは理解しているが、感情のレベルで受け容れられていないことの表現である。

感情は知性よりも深いレベルにあるため、知性よりも強い力を持っている。だから、知性の判断だけで行動を起こそうとしても感情がついていかなければ、ぎこちない動きになってしまう。また、頭だけで理解しているとき、私たちはその理解に何か欠陥があることを経験的に知っている。

深いレベルの感性は知性の判断よりも強い決定権を持っているのである。感性は私たちの限定された知性の活動範囲を超え、これを修正していく力を持っている。

第1の感覚の層から第4の感性の層までを大人の私たちは三〇年ほどの時間をかけて、獲得した。最後に完成した感性の層と知性の層との違いを自覚するには、少し内省を続ける必要があるかもしれないが、注意を内側に向ければ、四つの層が見えてくる。

感情と感性のさらに深いところに、主観性の層がある。主観性の場は、感覚と、欲求と、知性と感情の、心の四つのレベルをすべて見通すことができる。

この主観性の層をはっきりと感じられるようになったときに、私たちは「大人の解釈」を超えるものを知るのである。

第五章　「主観性」を取りもどす旅

この章では真弓さんという一人の女性の心の変化を追っていくことにしよう。

彼女は、心の三つの能力、つまり、

一、自分から離れることができる能力
二、絶望することができる能力
三、純粋性を感じることができる能力

を使って自分の心の悩みを解決していった人である。

彼女の解決とは、心の表面の浅い層にいる自分を掘り下げ、より深い層にいる自分を確認していくことであった。具体的には、知性の層を深く分析して、感性の層を通り過ぎ、そして、最後に、心のもっとも深い層にある、いつも変わらぬ自分自身、「主観性」の場に至るまでである。

私たち大人が精神的な発達を遂げ、それまで慣れ親しんでいた知性の層を超えて主観性の層に至るときには、感情・感性が重要な役割を果たす。

なぜなら前の章の最後に述べたように、洗練された感情は知性を修正していく力を持っているからである。この意味で私は真弓さんの感情の動きを追い、より洗練された感情を探っていくことになる。

真弓さんは心の三つの能力を用いて、知性の層を超え、感情・感性の層を通過し、主観性の層に到達した。そして、自分に自信と確信を取りもどしたとき、真弓さんは心の悩みから解放されて、自由になった。

真弓さんは私が出会った患者さんの一人である。もちろん、彼女の名前や年齢や家庭の背景は匿名につくり変えてある。また、この章で彼女が自分の心の変化を独白している文章の一部は、私が変化のポイントをより浮き立たせるために書き加えており、正確には彼女の言葉ではなく、変化を見つづけることができた私の解釈であり、私の推測でもある。

真弓さんの三つの言葉

さて、真弓さんは、心の奥底にある主観性の場に到達するまでに、心の三つの能力を用いて自分の悩みを解決していった。

その過程で彼女は三つの言葉に出合った。

「私は、怒っている」

「私は、寂しい」

「私は、ついていない」

この三つの言葉は、彼女が心を深めていくその一つひとつの段階を表現していた。真弓さんが自分の「怒り」に気づくためには、自分から離れることができる心の能力が必要であった。怒りに気づき、ついで怒りから離れることで彼女の気持ちは落ち着いた。

彼女は二十年来の母親への怒りから抜け出すことができた。一〇年も続いた母親への暴力はおさまった。

次に、落ち着いた気持ちの中で、怒りの奥底に「寂しさ」を感じはじめたとき、彼女は絶望する準備を始めた。

母親に裏切られ、母親に怒り、その結果自分さえも嫌悪するようになってしまった人生を振り返って、深い絶望を味わうことができた。

最後に、絶望の中で沈んでいた彼女は、絶望に浸っていることに不思議と居心地の良さを感じはじめた。

心の純粋性が動きはじめたのである。

そして、あるときフッと「私は、ついていなかったな」と感じたとき、心の純粋性は絶望を通り越して主観性の場へと至る道を歩みはじめていた。

検証1〈自分から離れることができる能力〉

最初の反応

真弓さんは現在二九歳、大手電機メーカーのデザイン部門に勤めている。彼女の会社での仕事ぶりには非常にムラがあった。とても熱心に打ち込んですばらしい仕事をやったかと思うと、しばらくは落ち込んで仕事が手につかないことも多かった。そんなときは週に二日、三日と会社を休んだ。

彼女には、高校生から大学に入学するころまで、拒食症（神経性食欲不振症）と家庭内暴力で荒れた経歴があり、最近も、会社を休んだ日などには断続的に暴力が再燃していた。そういう日は朝から晩まで、母親を自分のそばから放そうとしなかった。大きなマーケットを夫とともに経営している母親は、まる一日出社できないばかりか、その日は深夜真弓さんが寝つくまで娘の機嫌をとって過ごさなければならなかった。無理をして家を出ようとすれば、真弓さんは暴力を振るった。母親は真弓さんを極度に恐れていた。

そんな真弓さんが、自分の心の中を見つめ出したのは、母親の入院がきっかけであった。ある日突然、母親は胃潰瘍と心臓の精密検査のため、入院した。母親の病気は明らかに度重なる心労と不眠が原因であった。

会社から帰って母親の入院を聞かされたとき、真弓さんははじめなんとも感じなかったという。

「そんなこと、どうでもいいわ」

これが、最初の反応だった。実際、彼女は一週間の間、見舞いに行こうとも思わなかったし、会社が終わってからは、家にも帰らず友人を誘って遊び回っていた。彼女は、母親の入院に「知らん振り」をしていたが、そのときどうして自分がそんな行動をとったのかは、自覚していなかった。
「知らん振り」は、真弓さんの心の最初の反応であり、彼女の心のもっとも表面にあった「感情」であった。この感情を見つめることで真弓さんの心は動き出したのである。

怒りとの闘い

母親の突然の入院の後、真弓さんは明らかに母親の話題を避けたがっていた。あとで彼女はそのときのことを、こんなふうに話している。

私は、ほぼ一週間の間、知らん振りしていたのです。どんな理由によっても母親が自分の前から消えてしまうのは、生まれてはじめてのことでした。もちろん私は、母親は私のいじめに耐えかねて逃げ出してしまったのだ、と思っていました。しかし、そのときの私はそんなことを考えるよりも、母親の予想もつかない行動で動揺してしまった自分を隠すのに必死でした。

しかし、必死の努力にもかかわらず、「知らん振り」という私の態度は、あまり長くは続きませんでした。一週間ばかりたったとき、私は自分の心のより深いところに「怒り」が湧いていたのに気づきました。

「私のことを捨てて、無責任にも入院してしまった母親は許せない」

と、思ったのです。

私は父親に母の入院した病院を尋ねました。しかし、父親は決して病院の名を教えようとはしませんでした。私が病室に現れれば、母親の病気が悪化すると思ったからです。私の心の底の「怒り」はますます強くなり、会社で母親のことを思い出すと、しばらくは仕事が手につかなくなりました。

友だちはもうみんな結婚しているのに、私だけひとりぼっちで結婚できないままでした。私は人づき合いが下手でした。人からちやほやされている間はいいのですが、一緒に楽しむことができないのです。そういった性格を私は嫌悪していました。性格が悪いのは母親の育て方のせいでした。母親は、自分が始めた事業に夢中で、小さい私はいつも寂しい思いをして育ちました。母にとっては、小さな子供である私を育てることは、スーパーの事業と同じで、テキパキと片付けてしまうべき仕事だったんです。母は散らかしたおもちゃを戸棚にしまうように、私のことを母の心の戸棚にさっさとしまい込んで、あとはきれいさっぱり忘れてしまっていました。

今の私ができたのは母のせいです。

はじめ私はこの怒りをなんとか母親にぶつけたいとばかり考えていました。

しかし、母親は入院して目の前から消えていました。それが不可能であると知った私は、今度はこの怒りを忘れようとしました。怒りは私の生活を制限し、私の心の平安をかき乱していたからです。なんとかこれを忘れようとして、再び「知らん振り」をしようとしたのです。

しかし、怒りはそれを許そうとはしませんでした。とうとう最後に、私の心は「怒り」から逃げることも、怒りを発散することもできなくなりました。私は自分の身体が怒りでいっぱいになっているのを感じました。そのとき、私は生まれてはじめて「私は怒っている」と自分の怒りを自覚することができたのです。この怒りは、疑いようもなく自分の怒りだと感じたのです。

その瞬間に私は不思議な発見をしました。心が自分の「怒り」を感じている状態は、「知らん振り」して怒りを否定しようとしていたり、母親に怒りをぶつけようとしていた以前の私の状態より、なぜか少しばかり心が落ち着いているのです。

重い怒りを感じているその重みが、どっしりしているのです。私は、もう怒りと闘う必要がありませんでした。落ち着きは、闘いから解放された安堵感から生まれたのかもしれません。私はただ怒りに身を任せて、それを感じていればいいのです。心から焦りと緊張が消えました。私は闘いを放棄するような感覚の中で、怒っている自分を受け容れていたのです。

このとき真弓さんは怒りを受け容れたと同時に、怒りから離れてそれを客観的に眺めはじめていたのである。これは、心の自然のメカニズムである。

心のより深いレベルと客観視

真弓さんは怒りと闘うのと、それを受け容れるという相反する二つの心のレベルを体験し、どちらがより居心地がいいかを感じることができた。

より居心地のいいレベルが、心のより深いレベル、より主観性の場に近いレベルである。

怒りを受け容れ、怒りから離れたとき、心はより深いレベルへと進化した。浅いところから深いところへ心が動いたとき、それまでの彼女が思い悩んでいた浅いレベルの心の動きは客観化された。どうして、自分が母親の入院を無視しようとしたのか、どうして自分が怒りから逃げようとしていたのか、彼女は客観的に説明できるようになったのである。そのとき、心は落ち着いた。

(自分は、母親を恨んでいる。しかし、自分は母親なしでは生きていけない。そんな私を捨てた母親は許せない)

彼女は、こう自分を眺めることができた。

これは自分自身に対する新しい解釈であった。この解釈は、実は母親の行動に翻弄されている惨《みじ》めな自分を認めたものである。惨めさを認めることができたのは、怒りから離れることができたからである。離れた場所には、惨めさに押しつぶされない、確固たる自分が生まれはじめていた。

どうして真弓さんは自分の怒りを受け容れることができたのであろうか。あるいは、どうして以前は怒りに気づくことができなかったのであろうか。

彼女は母親を必要としている。しかし、その必要を満たしてくれない母親を怒っている。この関係の中で怒りはいつも母親に向けられていた。この屈折した感情が高校生のころに激しい暴力となって現れた。ところが、真弓さんは、一方的に母親に怒りをぶつけるだけで、自分でその怒りを自覚することはなかった。彼女は自分が何に不満なのかもよくわからないままに、母親の言葉づかいや一挙一動に腹が立ち、母親をいじめていたのである。

大人になって会社に勤めるようになって暴力はおさまってきたかのように見えたが、きっかけがあれば爆発していた。そのときも、彼女は自分の怒りを自覚しないままであった。

しかし、その母親が目の前から消えたとき、怒りを向ける対象がなくなった。すると、真弓さんは一人になって自分の中の怒りを感じざるをえなくなった。

それまでも彼女は自分の怒りと一緒にいたが、本当に怒りを味わうことはなかった。つねに怒りは外側に向けられていたからである。怒りが外側に向けられているとき、彼女は怒りそのものであった。怒りを自覚する機会は訪れなかった。

しかし、怒りと自分が向き合わなければならなくなったとき、そして、怒りと向き合ったとき、彼女は自分の中に怒りを感じ、怒りを味わうことができた。

この瞬間、心が自分から離れる能力が自動的に動き出した。なぜなら、怒りを感じているとき、感じている自分はすでに怒りそのものではないからだ。

こうした心の動きを、私たちは日常の中でいつも体験している。それは、自分の失敗や欠点を認めるときの心の動きである。欠点や失敗を認めるとき、自分を客観的に眺め、一度自分から離れ、自分を深めていく。

人はだれでも自分の失敗や弱点を認めたくはない。失敗や欠点は自分の一部であり、それを認めることは自分を否定したり、非難することであるからだ。自分で自分を責めることは私たちにとってもっともつらいことの一つである。だから、私たちは自分の欠点や失敗を認めようとしない。これは、正当なことである。しかし、もし自分の欠点や失敗を認めることができたなら、私たちは自分をより大きくできることも事実である。

自分を責めることなく、自分の欠点や失敗を気楽に認められるようになるためには、その欠点を持った自分から離れた自分、欠点を非難されてもその身に被害が及ばないような確固たる自分を別に持っていなければならない。それがあるとき、欠点や失敗と認めることは自分を否定することには直結しない。深く反省はするが、本当の自分はへこたれない。

欠点や失敗を認めたときには、このへこたれない自分が生まれ、ひと回り大きくなるのである。

客観視の能力が生まれたとき、私たちは自分の欠点を認めることができる。欠点を持った自分から離れたところに新しい自分がいるからである。

心は、自分から離れ、より確固たる自分へと視点を移していく能力を持っている。真弓さんの「怒り」の受容へのステップは、この視点の深化を表していた。

検証2〈絶望することができる能力〉

どうして怒りが生まれたのか

絶望とは、心の中の知性の働きによって引き起こされる。

心が知性のレベルで活動しはじめるとき、それは、物事を区別し、分類し、理解し、決断する。真弓さんの知性は自分の怒りを認め、どうしてこんなにも深い母親への怒りが生まれてくるのかを考えていた。

真弓さんの母親、千恵子さんは、八人姉弟の長女であった。小さいころから母親の代わりに妹や弟の面倒を見て育った。母親は家事を手伝ってくれる千恵子さんを褒めたが、千恵子さんの本当の気持ちはあまり理解してくれない人であった。千恵子さんは本当は友だちと遊びたかったし、自分も母親に甘えたかったのである。小さいころの千恵子さんは知らず知らずのうちに気持ちを抑えて、母親の手伝いをする良い子になっていった。母親に気に入ってもらいたかったからである。

小さい千恵子さんにとっては母親以外に自分を託すことはできなかったから、自分の寂しさを癒すために、母親に気に入ってもらうために、ますます自分の気持ちを抑えて母親に迎合した。

いつのまにか千恵子さんは自分の気持ちを我慢して、人に尽くすことが当たり前になってしまった。そして、大人になったときには、人のために自分が動いたり、目の前の懸案をてきぱき処理することを喜びと感じるようになった。

結婚して、千恵子さんはいい意味で、理想的な世話女房であった。彼女のその性格は、マーケットの経営に手腕を発揮した。

しかし、千恵子さんは人に甘えるということを知らないまま大人になっていた。甘えを知らない彼女は、人との深い心の交流をどこかで恐れてもいた。だから、彼女は人に気に入ってもらえたり、逆に人を思いどおりに動かせたときにだけ喜びを感じる大人であった。

結婚して、真弓さんが生まれたとき、千恵子さんは夫と二人で始めたマーケットの事業に忙しかった。自分の思いどおりに物や人を動かすという楽しさと、社会的にも自分を認めてもらえる事業の成功とは、千恵子さんの生きがいとなっていた。この「生きがい」を育てたのは、実は母親に認めてもらいたいという小さいころの千恵子さんの寂しさであったのだが、それはもう見えなくなっていた。

人に甘えて満足が得られた経験のない千恵子さんは、真弓さんの甘えや寂しさを理解する心を、すっかり忘れ去っていた。真弓さんを物質的には何不自由なく育てたと満足していた千恵子さんは、それが自分の満足であって真弓さんの満足ではないことを理解しなかった。

いつのまにか、真弓さんは自分の寂しさを癒すために、母親の歓心を買い、母親の気に入るように生きようとしはじめていたし、千恵子さんはそういう娘を褒めて、自分の思いのままにコントロールするようになっていた。

母と子の同じような関係が、繰り返されようとしていた。真弓さんもまた甘えることを知らない、自分を甘やかすことを知らない、だから、自分を満足させることを知らない大人になりつつあった。

「私は人に気に入られるために、自分の欲求を抑えて相手に迎合することを学んできました。相手とは母親です。いつのまにか、私にとっては、自分を抑えることが美徳となっていました。自分の欲求のままに行動することは私にとっては恐怖でした。自分の我《が》を通せば、母親から嫌われてしまうからです。この恐怖が拒食症の原因でもあったと思います。人から非難されたり無視されたりする恐怖は大人になっても変わりませんでした。小さな私にこの恐怖感を植えつけたのは母親でした。恐怖をもって私を思いどおりに育てようとした母親への怒りが私の暴力の原因だったのです」

なぜ自分は母親に暴力を振るうのか。それは、自分から逃げようとする母親を引き留めておきたいからである。どうして引き留めたいのか。それは引き留めないと母親は自分のことを忘れてしまうからである。自分のことを忘れさせないことが私の仕返しである。なぜ、母親に仕返しをしてやりたいのか。それは、母親を深く憎んでいるからである。なぜ自分は母親を憎むのか。それは、母親に気に入られたいと思って努力してきたのに、母親は自分のことを考えてくれなかったからである。

そんなことを何度も自問しながら、真弓さんは最後の問いを発した。

（では、どうして自分は母親に気に入られたいと思ってきたのか）

この問いが生まれたとき、真弓さんは「怒り」のレベルからさらに深い心のレベルに入りつつあった。

怒りよりも深い寂しさ――「絶望」の準備

「どうして、自分は母親に気に入られたいと思ってきたのか。それは、一人では『寂しかった』からです」

小さい彼女にとって自分を理解してくれる人は母親以外になかった。このいとも簡単な事実に気づくことは、真弓さんにとっては大きな出来事であった。

「私の暴力の底には、寂しさがあったのです」と自分で認めたとき、彼女は自分のより深い核に突き当たっていた。

怒りの感情を身体に感じながら悩んでいることは、何か希望を感じさせるような、期待感がありました。それに導かれるままに、私は怒りの感情の少し深いところに、「悔しい」という感情を見つけました。悔しさは怒りよりもまた一歩自分に近い感情でした。悔しいという言葉の奥には、自分を哀れむ感情がありました。母親に対する怒りを感じているときよりも、悲しいとか、気が沈むと言って自分を表現しているほうが、心の奥底の満足感が、ほんの少しではあるけれど、湧いてくるのを感じることができたのです。

このほんのわずかな満足感は奇妙な力を持っていました。それは輝いているようでもありました。

「恨み、悲しみ、寂しさ、強がり、みんな懐かしい響きのある言葉だと思う。それは私を表現している。これらの言葉を思っているとき、私は自分と一緒にいるような気がします。自分で自分を認めてあげているようで、心地よい」

「寂しいという気持ちは、ずっと前から持っていた気持ちでした。以前も何度となく、この感情は私の心の中で、生まれようとしていました。しかし、それはいつも十分には生まれてくることができませんでした。私の母親に対する怒りが、寂しいという感情を覆っていたのです」

「寂しいという言葉を見つけたとき、私は一人になれたのだと思います」

この言葉は真弓さんが母親への怒りから完全に自由になれたことを表現していた。より深い感情を見つけたとき、人は以前の感情から自由になれる。この言葉にはそれまでの彼女のどんな言葉よりも確信に満ちていたので、それまでのうちでもっとも深いレベルの表現であることに間違いはなかった。

「寂しい」という感情に移行したとき、彼女は怒りについてさらに客観的に考えることができるようになった。

なぜ、母親にあれほどまでにこだわっていたのか、彼女は自分に説明した。自分の生い立ちを理解し、そこに関わった母親である千恵子さんの生い立ちを理解した。自分が自分を抑えるようになったのは母親と自分の関係に問題があったからであることを理解した。母親が自分と一方的な関係しか持てなかった原因は、母親の小さいころにまでさかのぼることも理解した。そして、それら全部は、運命の必然性といってもいいものであることも理解した。

このとき、真弓さんは「絶望する」準備ができていた。

絶望との出会い——やむをえない人生

絶望というのは、知性の判断とそれに従わざるをえない心の重みである。真弓さんの知性の判断とは、彼女の暴力と怒りの必然性であった。心は、その判断の正しさを認めざるをえなかった。

彼女が母親に恨みを持つようになったのには理由があった。その母親が真弓さんを十分に愛せなかったことにも理由があった。それはだれも非難できる筋合いのものではなかった。真弓さんと母親との関係ができあがったとき、真弓さんはまだあまりにも幼かった。彼女には他の選択をする力はなかった。同じように、母親の千恵子さんが人との関係をつくり上げたとき、彼女もまた小さな少女であった。ここにも選択の余地はなかった。その後の親子の関係は、だれの責任でもなく、運命の流れとしか言いようがなかった。

これが、知性の判断であった。

この知性は以前、自分の行動は自分で選び、自分の運命は自分で決定できると思い込んでいた知性である。しかし、その知性の冷静な力は、人の運命は自分では選べない、少なくとも真弓さんの運命は、自分で選べなかったと結論せざるをえなかった。心はこの結論を認めざるをえなかった。

「寂しさ」という自分の深い感情に出会った真弓さんは、その後まもなく、自由に動きはじめた知性に導かれてこの結論に出会った。

絶望との出会いである。

自分の心の動きを素直に認めてきた彼女は、無駄な抵抗をするつもりはなかった。

彼女は十分に、絶望することができた。

やむをえない人生であった。

検証3〈純粋性を感じることができる能力〉

運命に身を任せたとき

真弓さんの絶望はそれを感じはじめた当初から、奇妙な解放感を伴っていた。絶望という気持ちの中には、もちろん自分の運命を悲しんだり哀れんだりする気持ちが含まれていたし、また、これからいったいどうなるのかしらという、未来に対する不安も交じっていた。それらはみな重く、暗いものであった。

しかし、彼女の心は、絶望の重さや暗さにはあまり注意を向けようとはしなかった。むしろ、絶望という感情の中にある明るさと解放感を味わっていた。それを味わっている自分はこれまでの二九年間の人生を、どこかでじっと見つめてきた自分であった。その自分と一体になって二九年間の必然性を眺めているとき、それならそれでいいじゃないかと、あきらめの感情が湧いてきているのに気づいた。

これは、絶望の中の明るさと解放感にとても近い感情であった。運命ですべてが決まっているならいいじゃないかと、彼女は気が楽になっていた。

落ち着いた気持ちの中で、真弓さんはひとりつぶやいた。

「私は、ついていないな」

これは「怒り」や「寂しさ」とは違う感情であった。また、開き直りや自分を放棄する感覚ともほど遠かった。あきらめの感情と交じりあった絶望は心地よかった。自分の人生に固執することはなかった。それは不可能であった。あきらめには少しばかりの悲しさが含まれていたがそれも消えつつあった。

静かにあきらめて、静かに自分から離れて、静かに自分を眺めている自分であった。

そのとき彼女は、自分のもっとも深いレベルにある、主観性の核に近づいていた。自分と母親の運命を理解し絶望したとき、知性はもっとも客観的な判断を下していた。運命は彼女の力では変えられない客観的なものである。おそらく、人間にとって運命ほど重く、冷たい客観性はないかもしれない。

しかし、運命を認めて、「そうなら、それでいいじゃないか」と心が明るいほうへ動きはじめたとき、心は新しい主観性をつくりはじめる。重い客観性を受け容れたとき、彼女は再び主観性を取りもどすのである。

客観性の極限から、主観性の極限へみごとな相転移が起こり、人は大きく変わる。一度、運命に身を任せた心は、ついで、運命と一緒に生きはじめる。そして最後には、運命を生きはじめる、あるいは運命を実現しはじめるのである。

一つの極限を通り抜けたあと

私たちは悲しみをまぎらわすために酒を飲むことがある。酒の酔いの中で私たちは悲しみにうちひしがれて固く緊張した自分から離れることができる。放心したような穏やかな酔いは、悲しみから私たちを遠ざける。そんなとき、自分の悲しい体験は、外国映画を見ているような、遠い物語のように見えてくる。

酔いによって消えたのは、悲しみにまじめに取り組んでいた理性的な私である。酔いの中に残ったのは、その私を見ている深い私である。

絶望の中で真弓さんが感じたものは、これに似た感情であった。緊張して生きてきた自分が消え、残った自分は穏やかに自分の過去を見つめていた。

そのとき、彼女は絶望の中で微かに動く心のインパルスを感じた。それは、静かな心の底から外の光に向かっていく動きであった。

インパルスは表面に浮かび上がったとき、二つの言葉になった。

「ついていないなら、それでいいじゃないか」という言葉と、「どうせついていないなら、何か好きなことでも始めようか」という言葉である。内側へ内側へと向かっていた心は、このとき反転して、今度は外側へと向かいはじめた。

真弓さんは新しい行動を開始した。

父親に母が入院している病院を聞いた。はじめ躊躇《ちゅうちょ》していた父親は、まったく動じない彼女に圧倒されて病院の場所を教えた。

母親は突然の娘の面会に動揺しているようであった。真弓さんはベッドの横に座り、自分の生い立ちを淡々と語りはじめた。次第にあふれる感情が抑えられなくなってくることもあったが、言葉は途切れることがなかった。時に母親への非難と怒りに語調が荒くなることもあった。母親はあっけにとられてじっと動かなかった。小さいころの寂しさ、大きくなってからの怒り、拒食症になった苦しみ、そして、自分の絶望をすべて語り終えたとき、彼女は母親のベッドに顔を埋めて泣いた。

しばらく泣いて気持ちが落ち着くと、彼女は静かに立ち上がり、

「早く良くなってね」

とひと言いって、花瓶の水を取り替え、新しい花をいけて、病室を出た。

病院の玄関が開くと、真夏のむっとする熱気と排気ガスの臭いが彼女の身体を包んだ。歩道の貧相な街路樹はほこりをかぶって枯れかかっていた。ゴミの集積所には生ゴミの残りが散らかっていた。車の渋滞と騒音、疲れきったドライバーの横顔、アスファルトの強烈な照り返し、これらはみな彼女が長い間忌み嫌っていた東京の生活であった。彼女は人工的なものが嫌いであった。長いこと彼女は都会から離れ、人間から離れ、ひとり自然の中で生きたいと思っていた。

しかし、その日、病院を出たときは、この都会の風景をなつかしいと感じる気持ちになっていた。

「知性」には限界がある

真弓さんは心の奥底にある主観性に触れ、自分に対する自信と確信を取りもどした。

これは、日常の中で私たちがもっとも慣れ親しんでいる知性レベルを超え、自分の古い解釈から離れ、心の奥底を探っていった結果である。この知性のレベルを超えるときに、大きな役割を果たすのが成熟した「感性と直感」である。

感情の成熟した段階である「感性」は、心の中では「知性」よりもさらに深い層に位置し、より高次の機能を担っている。それは繊細で、全体的で、直感的である。

感性は、知性の枠組みにとらわれることなく、自由に動きまわれる性質を持っている。

知性は自分の外部に価値判断の基準を参照しなければならない。法律に合致しているか、倫理にもとらないか、人がどう考えるか、である。しかし、感性はそれが発生したときから自分自身の価値判断を持っている。感性を外側から価値づけることはできない。感性はだれも否定できない主観性の質を持っている。

感性は、言葉を超え、言葉や既成の概念では表現しきれないものを感じることができる。一方、知性の道具は言葉である。知性は言葉で表現できるものしか、取り扱うことができない。

知性の判断にしたがって、真弓さんの心は絶望を受け容れた。しかし、心はいつも知性の判断を超える力をもっている。感性は、古い知性の枠組みを壊していく力を持っている。古い知性は、自分が自分の行動をすべて決定できると思ってきた。しかし、古い知性の活動できる範囲は限られていた。

自分には手がつけられない運命を知ったとき、古い知性は自分の視野の限界を自覚した。客観性だけが重くのしかかる。絶望はそんな小さな自分の意志が、大きな運命という客観性に揺り動かされていることを知った知性の反応でもある。

そのとき、再び感性が動きはじめた。

直感とは感性よりもさらに精妙な感受性を持った私たちの全体的な判断である。知性が自分の枠内でもうこれ以上進めないという限界にまで達したとき、その境界を超えて、新しい知性の活動の場を提供するのが、感性と直感である。

真弓さんの絶望の中で、絶望の先にある明るさを感じたのは、この感性と直感であった。変えられない運命の渦中にあって、その先に解放感を感じるといったことは、これは古い知性のレベルでは理解できないことであった。

感性のさらに深いレベルにあるものは、人の変わらぬ主観性である。この主観性は、もっとも洗練された生命の価値である。主観性は私たちの生活を経験するものである。

主観性は、感じ、行動し、欲求し、考え、そして、直感する。主観性はあらゆる私たちの心の活動のレベルを見ている者である。

人が自分の心の深い部分に到達し、この主観性と一体になったとき、人は自分の運命の全体を見ることができる。生まれ、活動し、死んでいく自分の運命を知る。それが自分である。だれも批判できない、だれも侵すことのできない主観性である。

純粋性の意味

真弓さんの怒り、寂しさ、絶望を導いたのは、心の動きである。真弓さんは、自分の怒りを否認したかった。しかし、怒りの底にもっと心地よいものがあると直感して進んで行った。寂しさの先にも、絶望の先にも、何か心惹かれるものがあったのである。

心はいつも、より自分にフィットした装いを求めて深く深く動いていく。心は、自然と最終的な自分自身の主観性に出会うまで、動くのである。自分と一体になる感覚を求めて。

時に、私たちの思い込みは心の動きを制限してしまうことがある。それは固くなってしまった私たちの古い知性である。しかし、心の純粋性は古い思い込みを打ち壊す力を持っている。

心の純粋性とは、以前よりも自分がしっくりいくという感覚である。

心の純粋性とは、この考えはどこか矛盾していると感じる直感である。

心の純粋性とは、より自分に近づいているという感性である。

心の純粋性とは、主観性への郷愁《きょうしゅう》である。

さらなる地平

私は、自己自身に近づくための心の能力を三つに分けて述べた。客観視の能力、絶望する能力、そして、純粋性の能力である。

これらは、心が最終的な主観性を獲得し、自我を完成させるために重要な能力であった。心は、自己発見のためにこれらを利用した。

そして、心を新しい主観性へと推し進めた三つの心の能力のうち、この心の純粋性こそ、さらに主観性を超えて心を発達させていく力になりつづけるように思える。

たとえば、東洋の伝統的な心のテクニック、座禅やヨーガの瞑想法が引き出しているのは、この心の純粋性であると考える。

禅や瞑想の中で心が静かになったとき、心は自然とどこかに向かっていく。それは自分自身の奥底へである。感覚の層、欲求の層、知性の層、感情の層、そして主観性の層へと、心は自分の源へと向かう。禅や瞑想のテクノロジーは、心のこの自然な動きを支えるために長い間にわたって伝えられてきた方法である。

そこでは、自分から離れる能力や絶望する能力は必要ない。心の純粋性にだけ身を任せて、主観性の奥底まで到達し、最後にその主観性をも超越したときに新しい地平が開けると、東洋の知恵は教えているのではないか。

この心の変化の過程をうまく表現していると思われる文を引用したい。

「最初は気になっていた音や寒暑などの感覚は、次第に意識の中心を去り、ついで喜怒、哀楽、愛憎、欲望のような感情や衝動の伴った思考作用が鎮まる。しかし感情や衝動のようななまなましさはないが、観念や再生された記憶による連想作用がややもすれば一定の表象に向けようとする注意を妨害する。ついにこれも意識外に去ると、あたかも湛々と水をたたえたような静寂な意識状態に達する。往々にしてこの状態が三昧であり、究極と考えられやすいが、静寂な意識状態を意識するものが残っている。

遂に一定の表象に注がれていた意が、その表象と一つになる。いわば意という作用そのものになる。これが三昧であって、心の深処である」

これは、池田克明氏が座禅の境地を心理学的に記述したものである（「精神神経学雑誌」に掲載された平井富雄「坐禅の脳波的研究」より引用）

ここでは、心が表層のレベルからより深いレベルへと静かに動いていく過程が見事に表現されている。そして、最後に残った意識自体が意識と一体になったときが、三昧境であると述べられている。

この三昧境こそが、最終的に現れる心の発達の自己矛盾（＝主観性そのものをいかに客観視するかという問題）を解決へと導く。

禅の悟りや、三昧境の状態を述べることは、本書の枠を超えることであるし、それ以上に私の能力を大きく超える問題である。しかし、これらの状態を書いた記述や言い伝えを読んでいると、それは主観性を獲得した人々の心の状態と非常に近いところにあり、また、連続しているように私には思える。

第六章　主観性からのプレゼント

あるきっかけで、人は心の三つの能力に導かれて、この深くより精妙な主観性に出会う。その出会いは束の間だが、これを体験したときには、自分の中にそれまで経験したことがなかったような大きな変化が起こる。

心は、感覚、欲求、知性、感情・感性によって階層的につくり上げられている。そのもっとも深いところにあるものは、これらすべての階層を見つめている主観性である。それを、私たちは自我と呼んだり、本当の自己と呼んだり、自分自身と表現したりする。

主観性の再建

古い自分から新しい自分へ

この心の三つの能力が発揮されたとき、その人が最後に突き当たるものは、自分自身のより深い部分にある主観性である。

この深い主観性は、日常生活や人生の出来事からは少し離れて存在している。昔も今もいつも変わらない自分である。この主観性は、毎日、自分の周りに起こる細かい出来事の一つひとつを体験しているが、その中には没入しない。また、めったに表面に顔を出すこともない。ただ、自分のあらゆる体験を静かに観察しているだけである。知性のレベルが自分よりも浅いレベルにある感覚と欲求の活動を客観的に観察しているように、主観性は自分よりも表層にあるあらゆる心の出来事を客観視できる。

思いがけない事故で足を失ってふさぎ込んでいた清水さんが朝の光を見たときに、心の中には、美しいという感情が生じ、同時のこの心の動きを打ち消そうとする感情も生まれた。これは、ともに心のインパルスである。このとき、インパルスの生起をじっと眺めていたものが、心のもっとも深いところにあった主観性である。奥底の主観性は心のインパルスを静かに観察することができる。自分の心の動きをすべて観察できたとき、清水さんは変わった。

真弓さんは、自分を育てた母親への怒りの感情の奥底に「寂しさ」という感情を見つけた。そして、寂しさを感じて、その寂しさが自分自身のものであると気づいたのは真弓さんの主観性であった。真弓さんの感じた心地よい絶望とは、心が自分自身の全体を見ることができたときの感情であり、自分の中にすべてが見えたときの喜びである。

心のあらゆる動きが見えたときにできあがるものは、自己の自律性、自己の自己自身による統治、あるいは自己の独立性である。これは歴史的に洋の東西を問わず伝えられてきた「成熟」と呼ばれる人格でもある。心の自己組織化の最終段階で主観性は心の中に構築されたすべてを統治するものとなる。

このとき、自己に対する新しい解釈が生まれ、客観性から主観性への相転移が起こる。

古い解釈の中、つまり私たちが三〇歳ごろまでに獲得した成人の共通の解釈＝「大人の解釈」の中では、自分とは家族、会社、社会の多くの人間関係の中で、その関係の一つひとつによって決められている自己像の集合であった。つまり、家庭では父親や夫であり、会社では係長や課長であり、社会では善良な一般市民であり、海外に出れば一人の日本人である私、その限りない関係がつくり上げている私の像一つひとつを、全部寄せ集めたものが自分自身であった。私たち自身も自分をそういうものとして理解してきた。

言い換えれば、古い解釈の中で、私とは私の外側の人間関係によってつくり上げられている客観的な「もの」であった。

しかし、自己が心のもっとも深い主観性に触れ、心の中に生起するすべての現象を観察できるようになったとき、私は自分を定義するのに外的な事物や人間関係を参照する必要はなくなる。

古い自分とは、周囲の価値ある人から期待されることによって決められた自分であったが、新しい自分は、もっと自身の内的なところから生まれる目的や進むべき方向によって決まってくる自分である。

私は個々人の相互関係の中に生まれてくるものではなく、私は内的に確立される。

私は、自律的で、独立的で、自己参照的であって、私は何かの役割を演じているものではない。

父親、夫、課長、市民、日本人を貫く、変わらぬ私の主観性が確立される。

新しい主観性の瞬間

奥深い主観性との束の間の出会いの後、人は再び日常生活にもどる。しかし、そのときに人は、自分が新しく獲得しているものに気づく。それは自分とその生活を客観的に眺めている主観性が、日常生活の中でも、いきいきとして自分の中に存在しているということである。その主観性は、以前にもまして自分の毎日の生活を、繰り返し繰り返し客観化していく力を発揮する。客観化とは物事を自分から遠く離れた出来事として観察することである。客観化の力によって以前には見えなかったものが見えてくる。見えなかった自分自身のある部分、見えなかった他人、見えなかった社会、見えなかった自然が見えるようになる。

そのようにして新しく見えてきた自分は、たとえば、その時代、その社会の動きに翻弄されて生きてきた自分であるかもしれない、あるいは、両親を恨み、もっといい親のもとに生まれたかったと嘆いていた自分かもしれない。あるいは、いつも同じ失敗ばかりを繰り返し、そのたびに同じ後悔の旅をたどっていた哀れな自分であるかもしれない。こういったことは、一度きりの人生を生きている自分にとっては、いまさら取り返しのきかないことである。しかし、また同時に、その人生を遠くに眺めているより深い主観性にとっては単なる偶然でもある。それは、たまたま時間つぶしに入った街の映画館の、物語のようでもある。

取り返しのきかない時間に直面した絶望と、それを偶然として眺めている自分自身とが向かい合ったとき、私は大きな決断を迫られる。

自分の責任と選択の及ばないところで決定されてきた、哀れな自分の生涯を嘆いて暮らしていくのか、あるいは、大波に洗われていつのまにかたどり着いた島ではあるが、やはり自分はそこにいるのだから自分の人生は自分で決めると単純な事実を受け容れるのか、この二者択一である。

心の主観性が息づき、客観視能力が十分に発揮されている場合には、この選択は心の純粋性にしたがって、容易に行なわれる。そのとき、心は自分の中に、ほんの少しの痛みと悲しみを、短い時間感じるかもしれない。しかし、ついで、心は、より明るく、より広く拡大していく。

日常生活の中に、新しい主観性が確立される瞬間である。

大辻桃源の「本当の自分」

西田哲学を学び、一〇万頁もの遺稿を残した大辻桃源は心の奥深くを知り抜いていた人物であった。私は、この人は禅や仏教でいう悟りの境地に達していた人物であろうと思うが、その桃源は著書の中で、人間には二人の自分がいる、表面の自分と本当の自分であると説き、心の奥底にある変わらぬ主観性をうまく描出している。「人間には二つの面があると思うんです。心理的にみて表面の自分、チョロチョロしている自分と、奥深く存在している、なかなか出てこない自分。（この）めったに顔を出さない、お宮の中に鎮まっておる自分が、いつでもちゃんと厳然として、お不動さんみたいに目をいからせておらんと人間は間違うと思います」

彼は、教育とはこの本当の自分に出会う自己教育（稽古）のためにあるべきだとして、「なるべく早く、今申した稽古を……始める。もっともっと早くから稽古を始める。そう致しましたら大体、三十代、四十代には、今申した本当の自分、つまり、奥深くわれわれの心のお宮に鎮まっておる自分が毎日ちゃんと顔を出して、われわれが間違いを起こそうと思っても、間違いを起こさなくなるんです。つまり、心がそれだけ澄み切って参ります。そうしたら、エネルギーがたいへん少なくてすむ」「しかし、そういうもの（本当の自分）があるということを皆さんは信じておいでにならない。確認しておられない。かすかにでも、そういうものがある。間違いのない、地球がくずれても、この自分はくずれないという、本当の自分というものがあることを、嘘にせよ考えるだけでも、私は人間はしっかりしてくると思います」（『講座　人間と結婚』文美殿事務局発行）

桃源の言っている本当の自分とは、何事があっても頑《がん》として動かない、変わらぬ主観性のことである。彼が、地球が崩れてもこの自分は崩れない、と言い切っているのは、主観性のもっとも奥底を体験し、毎日の生活の中でもそれを感じているからに違いない。また、本当の自分はお宮の中に鎮まっていて、なかなか出てこない、と言っているのは、実は、この本当の自分はだれにでもあるのだが、それに気づかないということである。

そして、かすかにでもそういう自分があると考えるだけでも、人間はしっかりしてくる、と述べているのは、心の奥深い主観性というのは、実はだれにでも、今すぐにでも感じることができるということである。主観性を確実に自分のものにするには、自分を変えていくトレーニングが必要かもしれないが、主観性の片鱗《へんりん》はいつでも感じることができる。それは、私たちが持っている、自分は自分だ、という感覚である。毎日これを感じるだけで、人間は少し変わり、以前と比べて、しっかりしてくるのである。

自分を見つめる稽古を若いころから続けていれば、奥深い自分は、三十代、四十代には毎日顔を出すようになる。毎日顔を出したら、心が澄み切って、間違いを起こさなくなって、エネルギーが少なくてすむようになる。エネルギーが少なくてすむというのは、ストレスを感じないからである。最小限のエネルギーで、もっとも効率的な行動をとれるのだ。こういう人には仕事と余暇とはあまり差がない。仕事は生活の楽しみの一つとなる。

これは、平均的な大人を超えた精神的な発達によって得られた人格の特徴である。主観性を確立することで、人は精神的発達を遂げ、新しい能力を発揮する。

「主観性」を取りもどすことによって起こる変化

客観視能力の向上――主観性の贈りもの①

主観性を確立した心は新しい能力を獲得する。その第一は、客観視の能力である。客観視の能力は、まず自分の心の中の動きを静かに眺めることから始まる。知性のレベルに達することができた心が、より浅いレベルにある感覚の層と欲求の層を客観的に眺めることができたように、主観性のレベルに達することができた心は、知性と感情の層をも客観的に観察する能力を身につける。みかんを見つけて手を伸ばしている自分を客観的に眺めていたのと同じように、心は、自分の感情を客観的に観察できるようになるのである。

私たちは、心の中に怒りが湧いてきたときに、それがどこから生まれ、どこに向かっているのかをただ静かに感じることができるようになる。そして、心は自然の怒りはどんなに長くても数十秒を越えないものであることを知り、感情を静かに観察できるようになった心は、自分の内面に視界をさえぎるものがないことに気づくのである。その結果、怒りは自然に生まれ自然に消えていく。もはや、怒りが生まれたり、消えていくのを心の中に押し止めるものはない。

感情が自由になった結果、知性の思い込みは解かれ、より洗練された知性は、感性と矛盾することがなく活動できるようになる。知性と感性の小さな食い違いが生まれることがあっても、心はそれを鋭敏に感じとって、再検討し、修正していく。心の中の矛盾は整理され、心は統合される。

自分の内面を整理できた心は、安心して外の世界に興味を移していく。それは、母親との間に安定した愛情を確信できた幼児が、自分の興味を家の外へ、友だちへと拡大していくのと似ている。いつでも帰っていける場所を確保した子供は、自分の興味のおもむくままに新しい世界に飛び込んでいく。これと同じように、主観性という確信を持てた心は、客観視の能力を自分の内面だけでなく、外の世界へと拡張していくのである。

このようにして、自分の心に自信を持てた人は、自分から離れて他人や自分の外側の物事を観察できるようになる。自分の感情の動きに曇らされることなく、他人の心の動きを感じることができるのである。

他人の表情の動きは、以前よりもよりいきいきと自分の心に飛び込んでくる。その結果、他人との交流が深まり、他人の動きがより明瞭に浮かび上がってくる。

自分を客観視できる人の発言を聞いていると、その内容は自分から離れた客観的な内容の発言ではなく、逆に自分を中心にした自分の立場からの発言であることに気づく。

たとえばビジネスの企画会議で、主観性を維持している人は客観的な状況の描写を長々とすることはあまりしない。他の人々が、客観的な情勢を詳しく説いてその中から自分たちのなすべきことを導き出すのに対し、主観性を持った人の話は、まず自分のすべきことがあって、客観的状況は単にそれを検証する材料であるかのように聞こえてくる。私たちはそういった話の構成に、事態を把握している人の強さを感じる。

私が行なっている精神科のグループ・セラピーの場でも、これと同じことが見られる。つまり、自分の心の主観性に触れ、心の悩みから回復していく人は、発言が次第に「私は——」という言葉で始まるようになっていくのである。人はこう生きるべきだ、とか、うちの家族はこんなにひどい、といった客観的な発言は次第に少なくなって、私はこうしたい、私は自分の家族をこんな風に感じる、といった内容の発言が増えていく。自分の立場からの発言、足が地についた発言が多くなるのである。

グループ治療の場面ではこういった発言はI-position（アイ・ポジション＝自分の立場）からの発言と呼ばれる。他の参加者はそれを聞いて、自分の心を整理したり、自分を振り返るきっかけをつかむので、I-positionからの発言は、主観性を刺激して治癒力を高める発言として、グループ治療の中では大いに歓迎される。

ビジネスでもグループ・セラピーでも、主観的な発言は、十分な客観視と自分を把握しているという自信に裏づけられた発言である。

客観視の能力を向上させた人は、ユーモアのセンスが豊かになる。

ユーモアのある人物を思い浮かべてみると、なるほど、自分自身をよくわかっている人間だとも思えてくるはずだ。

ユーモアとは、何かを思い込んでその世界の中に没入している自分を、外側から眺めたときに生まれるものである。そのとき見えるものは、「思い込んでそのつもりになっていた自分の像」と、そこからはみ出してしまった天真爛漫《てんしんらんまん》な自分である。結婚式の仲人役を演じて、新郎新婦の先輩として人生の教訓を垂れていたつもりの自分が、フッと自分の家庭を振り返ったときに感じるユーモアは「先輩の像」からはみ出していた自分に対する愛情である。

また、自分の失敗を語るときのユーモアは、失敗しないと思っていた自分の思い込みの狭さと、それからあふれてしまった自分の広さの両方を見ることができる人にしかできない。あふれ出てしまった自分に対する愛惜《あいせき》の情とあきらめである。

ユーモアの感覚は自己の客観視能力と表裏一体である。

そんな成熟した人の温かいユーモアは、聞いている人を安心させ、語っている人の奥深さを感じさせる。

ユーモアを語っているときその人は、自分を現実から一度分離している。それは、自分の行動の必然性を、それから離れて観察している余裕とあきらめの立場から生まれる。

ユーモアとは、主観性と客観性との間の小さなずれを知ったときに生まれるものである。

自立性、独立性の獲得——主観性の贈りもの②

自己の主観性に出会った後、自分自身に対する大きな自信が生まれる。それは、他人と比較の上に生まれる自信ではなくて、自己に対する絶対的な自信である。それは、自己の単一性、自己の連続性、自己の絶対性の自覚に基づいている。

私たちの知性は自分の絶対的な価値判断を持っていない。自分の判断が正しいか否かを確かめるためには、自分の外部のさまざまな基準に照らし合わせてみなければならない。外部とは社会の法律や道徳・倫理の価値判断、あるいは他人の意見である。自分の判断と周りのいろいろな見方とを比較して、吟味して、最終的な結論を下す、これが知性の働きである。

外部との比較の上でしか結論を導き出せないという意味で、知性はいつも自信なげである。最終的な結論を出した後でも、まだ比較検討していないものが残っているのではないか、と心配である。

これに対して、洗練された感性は、それが心の中に生まれたときにすでに自分の価値判断を伴っている。物事を美しいと感じたり、物事に嫌悪感を感じるとき、その感性は私の心の底からの判断である。その判断を無視したり、圧し殺したりすることはできるが、感性が発生したときに持っていた価値判断は変更のしようがない。私は美しさや、醜さをすでに感じてしまっているからである。美しいものはよしとし、嫌悪感を感じさせるものは否とする判断は感性の中に含まれているのである。その是非について外部に判断を仰ぐことはできない。

これと同じことが、主観性を獲得した人の判断にも起こる。

その人は、周りの環境に左右されることなく、周りに気兼ねすることなく自分の判断を下せるようになる。判断は、そのときの自分の持っている知性と感性とのすべての経験から導き出されたものである。全力投球したものであるから、後悔はない。もちろん、判断を間違うこともあるが、それは判断した自分が間違っていたのではなく、単に判断が現実と合わなかっただけである、自分の経験が足りなかっただけだ、と感じる。

主観性を維持している人は、そうしたとき、自分の判断を訂正することにまったく躊躇《ちゅうちょ》しないであろう。

このように判断の是非自体とそれを行なった自分自身とを冷静に分けられる人は、結局は状況に左右されない冷静な判断を下せるようになる。同じ経験を積んだ人であれば、主観性を持った人はそうでない人と比較して、間違った判断を下す頻度はずっと少なくなる。

アメリカで精神医学を研究するボースは、人が自分の周囲を認知するスタイルの特徴から人間を二つのタイプに分けた。環境依存的な人（ego-close）と環境独立的な人（ego-distant）の二つである。

前者の「環境依存的」な人たちは、周囲の環境からの刺激に敏感で、いつも自分の注意を外側に向けている傾向が強く、したがって、自分の行動も周りの環境に左右されやすい。また、彼らは、漫画を見ている子供がその主人公になりきってしまうように自分の欲求を他人の上に投影したり、逆に自己の欲求を抑圧することが多い。ヒーローが活躍する映画を見終わった後で、映画館から街へ出たとき、なんとなく自分が強くなったように感じる人は、環境依存的な傾向が強い人である。

一方、後者の「環境独立的」な人は、周囲の環境から一定の距離を保ち、自己の内部に認知と行動の指針を持っている。外界、社会的関係に左右されない安定した自己像を保ち、経験を積んで自己の能力を拡大していく傾向がある。また、彼らは孤独を楽しむ能力があるという。

ボースによれば、この二つのタイプの人間は、「自動運動テスト」によって判別することができる。

このテストでは被験者は大きな黒い筒の中にある小さな光の点をじっと見つめるように言われ、光が動き出すこともあるかもしれないから、動いたらその軌跡を紙に描くようにと指示される。

実際は、装置の中ではその光の点は固定されていて動くことはないのであるが、暗い中でじっと光点を見つめていると、それがあたかも動き出したかのように見えることがあるのである。この光点の動きの大きさや動いている時間を測定するのが、「自動運動テスト」である。

環境依存的な人はこの光点の動きが乏しく、環境独立的な人は光点の動きが豊かになる。

その理由は、次のように説明されている。環境依存的な人は暗闇の中の光点だけにじっと目を凝らすことが苦手で、光点以外に何か認知の基準になるような背景を探ろうと暗闇の中を目をキョロキョロさせるのである。暗闇の中の光点だけでは彼らは不安なのである。一方、環境独立的な人はじっと静かに光点だけを見つめていることができる。そして、見つめている眼球の動きが最小限になって光点の周囲にほぼ固定されたときに、わずかに残っている細かい眼球の動きが光点があたかも動いているような錯覚をつくり上げるのである。

環境依存的な人は外界の刺激や客観的な事物に頼ろうとして目を動かすが、環境独立的な人は自分の内部によるべき基準を持っているので、静かに目を凝らすことができるのである。

このように、自己の内面に認知の拠り所を持つことができた人は、外界の認知方法を変えるのである。

自立性と独立性を持った人は、それまでとは違った仕方で物事を解釈する。内面に確固たるものを持った人は、人間関係のすれ違いや圧力に脅かされない。

落ち着いて、穏やかな、そして、どこか自信にあふれている人に対しては、周りの人間も態度を変えていく。そういったさまざまな変化の結果、いままでストレスと感じていた同じ出来事をストレスと感じなくなる。

周りの出来事にいちいち振り回されなくなるので、同じ仕事をやり遂げるのに必要な精神的、身体的エネルギーは少なくなる。同じ仕事を続けている場合には、時間の余裕が生まれはじめる。

自由であることの自覚――主観性の贈りもの③

日常生活にもどったとき、人は自分の心が軽くなっていることに気づく。この軽さは心だけではなく、より具体的に身体的な軽さでもある。自分の身体が自由に動く感覚が深まり、軽さを感じるのである。それは心の迷いが消えた結果でもある。何か胸のあたりから重い石が取り去られたような解放感を味わう。

自由はそれまで自分が縛られていた何かから解放された直後に、もっとも強く感じられるものである。主観性を確立したときに人は、自分は自分の人生に対して自由である、という確信を持つ。この感覚は、まさに何かから解放された感覚である。

このとき、人は何から解放されたのであろうか。

それは、そのときまで自分の行動を支配し、自分は誰であるべきかを押しつけ、そして自分の自由な心の動きを圧し殺そうとしていた社会の常識や、人間関係や、自分に課せられた義務といった重い客観性のすべてである。あるいは、自分の外側の客観性が自分の行く末を決めていると思い込んでいた古い解釈と、それを受け容れていた自分、古い解釈に頼っていた自分自身であるかもしれない。

何から解放されたかは、解放された人に聞くのが一番よい。彼は自分を縛っていたものを一番よく観察できるようになった人である。自分を束縛していたものについて、わかりやすい説明をしてくれるはずである。

解放されて身体が軽くなったとき、人は何か新しいことを始めたくなることが多い。十分に身体の疲れが取れたときに自由になった自分は何かおもしろいものを求めるのかもしれない。ぐっすり眠れた翌朝に、心は静かに落ちついている一方、身体の中には充実した力がみなぎっていることがある。心が解放された感覚はそれに似ている。

「さて、今日は一日どうして過ごそうか」と思うのである。

母親に対する怒りから解放された真弓さんは、心も身体も軽くなったと感じて、急に山登りがしたいと思った。また、ある患者さんは、悩みが吹っ切れた後、歩くのがこんなにも楽しいとは知らなかったといって、毎日お弁当を持ってバスを乗り継ぎ、東京中の公園を訪ね歩いたという。彼らに共通しているのは、身体の軽さと、それを自分で動かしたくなる感覚である。

解放感は、また子供のころにもどったようななつかしい感覚を伴うことがある。それは、大人になってからしばらく忘れていた昔の自分を取りもどしたような感覚である。この時期、自分が子供のころの夢を見ることも多いという。ある四十過ぎの男性の見た夢はおもちゃ屋の夢である。彼は、子供のころの自分が、当時は年に何回も行けなかった近くの町のおもちゃ屋の前に立って、期待にわくわくしている夢を繰り返し見た。目が覚めてから、「今の自分ならあのおもちゃ屋にはいつでも出かけられるし、自由になるお金もある」と思って、ほのぼのとうれしさがこみ上げてきたという。

あるいは、小さいころ実現できなかった夢を追って、子供っぽい行動を見せることもある。私の知っている三〇歳前のある看護師は、自分の小さいころからの夢に気がついて、飛行場で働きたいといって病院を辞め、空港の地上整備の専門学校に入り直してしまった。それまでの彼の心を支配していた父親の影に気づき、それにおびえていた自分を解放した直後である。

身体機能の変化――主観性の贈りもの④

解放感は、より具体的な身体の機能にも及ぶ。

本当に深いところから人が変わったときには、精神的変化と同時に身体的変化が起こるのが普通である。

人は、それまで何かの理由で抑えられていた身体の機能が解放されて、以前よりももっと効率的に働き出すのに気づく。今まで使われていなかった機械のスイッチが入るような感覚である。身体が軽くなったという報告はそのひとつであるが、ぐっすり眠れるようになったり、食事がおいしくなったり、便通がさわやかになったとの、身体の基本的な機能に関する変化はよく報告される。

快眠、快食、快便は私たちの健康度を評価できるもっとも大切な指標である。この基本的な機能を毎日の生活の中で自覚できる人は、身体的な健康度が高い人である。私たちの多くはこの基本的な身体の機能を、いつのまにか自覚できなくなってしまっていることが多い。それは、健康のレベルが下がってしまっていることの危険信号である。精神的な健康を取りもどした人は、それまで休止していた快眠、快食、快便の機能が再び動き出すのを経験する。ぐっすり眠った朝の爽快感、食事の前の健康な空腹感、規則正しい排便のあとの身体の軽さ、これらを、四〇歳、五〇歳になっても感じつづけていられる人は、そう多くないであろう。

心が変化したとき、身体も同時に変化するということは、客観性の中に生きている私たちには不思議なことのように思えるが、主観性を獲得した人にとっては当たり前のこととして受け容れられてしまう事実である。

五感の変化も、特徴的である。第一章で紹介したうつ病が治った浩子さんは、心の悩みが消えた後、街路樹の緑が鮮やかに目に飛び込んでくるようになった。また、ある人は昔から好きであったＣＤを聴き直してみたら、その中にいままで気がつかなかったメロディが聴こえてきたと教えてくれた。以前は聴き流して気づかなかった音に新しく気づいたのである。

感覚がより精妙に、鋭敏になっているのである。

感情や知性のレベルのわだかまりがとれて、感覚のレベルの覆いを取り去ったのかもしれない。あるいは、想像だが、感覚器をつくっている細胞の物質代謝がより効率的になって、感覚刺激の閾値が以前より下がった結果、感受性が増したのであろうか。あるいは、感覚入力を処理する中枢神経系のソフトウェアが組み換えられて、知覚の仕方が変わったのかもしれない。

人との交流を楽しむ――主観性の贈りもの⑤

自己の主観性を確立した人は、人との心の交流を求めるようになり、それが人生の重要な価値となる。

彼らは、自分が生まれた時代の相対性を理解する。それは、自分個人の人生はただ一回きりのライフサイクルであり、私にとって絶対的なものであるが、それがたままこの時代の中に生まれたと感じることである。なぜ、この時代に生まれたかは単なる偶然である。絶対的な私の人生と歴史との偶然の一致が、現在の自分であると理解することは、歴史を超えた自己を前提としている。違う偶然が私の上に降りかかれば、私は未来に生まれたかもしれない。しかし、私はいつの世に生まれても変わらぬ私である。

この自己の確信は同じ時代に生まれた他人への見方を変える。朝のターミナルで、通勤電車から吐き出される数知れない人々の群れを見て、それぞれが一つひとつの自分の人生を抱えて、皆私と同じような主観性を持ち、自分の人生に自信を深めていく可能性を持っている。そう感じることはうれしいことである。さらに、私が見ている大勢の人の何人かは自分よりずっと前にその主観性を達成しているはずだと考えるとき、他人への計り知れない安堵感と親近感を感じる。

エリクソンは、発達の最終段階である自我統合の段階では、人は、自分とは大幅に異なるライフスタイルがあることと、その価値を理解し、同時に、批判や脅かしに対しては、自分自身のライフスタイルの尊厳を守る覚悟と力を持っているとした。

主観性を獲得した人たちもまた、人生の多様性を受け容れ、同時に自分の価値を守ろうとする。しかし、この多様性の受容は、最後に多様な価値の奥底に共通する人間の価値に気づくまでの短いステップでしかない。あるいは、共通の理解し合える価値を感じはじめているからこそ、多様性を受け容れられるのかもしれない。同じ時代・社会に生きている人への親しみが自然と湧いてくる。

自我との出会いを体験した人や、人生の後半期の解釈を成し遂げた人にとっては、残りの人生は、ある意味での豊かな余生となる。「余生」という意味は、他人や社会といった自分の外側から課せられる義務がまったくなくなると同時に、自分が自分に課す義務もなくなるという意味である。自分の欲するままに時間を自由に楽しめる。余生であるので、物事にガツガツすることはなくなる。人との交流が人生の大きな楽しみとなる。

こういった構えは、臨死体験をした人の生き方と共通するところがある。

臨死体験とは死の危機、あるいは短時間の死を体験した人が、生還したときに持つ、あの世には「天国」があるとの確信である。そういう人は、天国を体験することで死を乗り超えている。その結果、この世の人生は豊かになるのである。臨死体験前後の変化は、その人にとって決定的な価値の転換である。それ以後、この世は楽しみさえすればいい余生である。

私は死後の世界があるのかどうか、まったく考える材料を持たないが、もし臨死体験によって「天国」がある、との確信を持てたなら、その後の心の動きは多少想像することができる。

たぶん、あまりガツガツしないでこの世の人生を楽しもうと考えるであろう。

たぶん、他人への思いやりや他人との交流が、お金や名誉よりも、もっと大切なことになるであろうと想像する。

私は今まで二人の臨死体験を持った人と出会ったことがある。私のつたない精神科医としての観察からは、その方たちには思い込みといった視野の狭さや、自己顕示といった動機は見られなかった。五〇歳と六〇歳を越えた二人には、いまさら奇をてらう理由もなかったと思う。実に淡々と、客観的に体験を語ってくれた。

五〇過ぎの男性の臨死体験はお花畑であった。そこでは、美しい花が咲き乱れ、きれいな小川が流れていた。花々の背丈はちょうど自分の膝あたりで、花は風が吹くごとに自分の裸足の足にぶつかっていた。その感触が今でもはっきりと残っているようだと言う。彼はその体験後の日常生活の変化をいろいろ教えてくれた。

彼の家の前の道は、夏の雨の朝にはたくさんの蛙がはいだしてくるが、車で出かけようとする朝、彼らをつぶしてしまいはしないかと心配になって、竹箒《たけぼうき》木で丁寧に蛙を道から追い出すのだそうである。彼の妻は何もそこまでしなくてもと笑って見ているが、彼は自分ではやはり心配でそうしたいのだと言う。彼は、臨死体験後、毎日の生活や自分の人生の心配からまったく自由になり、その結果、隣人や動物や植物への愛情が以前に比べて増したようだと言う。

私の出会った二人はともに死後の「天国」を確信していた。それは、信じるとか信じないという話のレベルではなくて、彼らの体験であった。

私に印象的であったのは、そのうちの一人が語ってくれた言葉である。彼は、他人事のように淡々と語った。

「この世で生きるには、食べるために働かなくてはならないでしょう。これは仕組みですからしょうがないと思います。でも、それもまあ、私なりに楽しんでますよ」

主観性を獲得して、自分と世界に対して「新しい解釈」を打ち立てた人々に起こる日常生活の変化について、述べた。しかし、ここに取り上げた客観性や自立性、自由、身体、人との交流などは、その変化のごく一部であると思う。実際はもっと多くのことが起こっているに違いない。私たちはそれをまだ知らないだけである。

四〇歳すぎにまったく新しい研究生活を始めて、世界的に有名になった研究者がいる。六〇歳すぎに絵を描きはじめて一躍、大画家になった人がいる。五〇歳になってはじめて逃げるようになった人がいる。

毎日の新聞記事を追っているだけでも成人後、人が変わっていくことを知ることができる。実際は、その何千倍、何万倍もの人が変わっているはずである。

第七章　自分を変えるチャンス

解釈をつくり変えるチャンス

見逃している自分のチャンス

日常生活の中で、私たちは自分との距離を感じるときがよくある。たとえば何かの議論で、自分の意見はこうであるとか、私はこう思っているとか、いやそれは間違っていると主張したりする。あるいは他人のやり方を批判したりした後に、もういっぺんじっくり考えてみたら、本当に自分はそう思っていたのか自信がなくなってきて、相手の意見にも正しいところもあるな、などと思い返すことがある。

普通は自分を主張したり、相手を批判しているときにこそ、はっきりとした自分がいそうな気がするが、あとで思い出してみると自分はずいぶんつっぱっていたと思い、あのときの自分はあまり自分らしくなかったなと反省する。つっぱっていた自分は本当の自分から少し離れていた自分である。落ち着いて議論の内容を思い出している自分は、それよりも本当の自分に近い自分である。

このように、私たちは自分がより自分らしいと感じるときと、あまり自分らしくなかったと感じるときとがある。これは、だれしも経験する感覚である。人は、本当の自分から離れたり、自分に近づいたりして毎日の生活を送っているのかもしれない。

自分との距離を感じる瞬間は、私たちの日常生活の中では毎日のように起こっているはずである。しかし、あまりにも日々の生活に慣れきってしまっていると、せっかくのこの瞬間を見逃してしまうことが多い。

しかし、もしうまくこの瞬間を感じることができたならば、それは、自分の古い解釈を変えて、新しい主観性に近づくいいチャンスになるはずである。

なぜなら、自分との距離の違いは解釈のずれを表しているからである。

自分から離れている私たち

人は自分自身からは、なかなか離れることはできない。

もし、自分から少しの時間でも離れることができて、外から自分を見つめることができたなら、そのときには自分の欠点や長所や、あるいは人から自分がどう評価されているかが、はっきりと見えてくるであろう。

映画の場面のように、自分と自分をとりまく世界を外から眺められたらおもしろい。人から褒められたとき、私はどんな顔をしているのだろうか。私が朝、職場に出勤したとき、仲間はどんな反応を見せるのだろうか。また、一人で繁華街を歩いているときの私の姿は、どんなふうに見えるのだろうか。

人は自分からは離れられない。

しかし、逆に、人は自分と本当に一緒にいることも、できない。

自分と一緒にいると思いながら、実のところ自分と離れて生きていることが多い。その自分と離れている距離は普段の生活の中では、なかなか見えてこない。だから、私たちは、離れていることにすら気づかないで生きている。それは、長いあいだ動くことのなかった自分との距離に、慣れ親しんでしまっているかのようである。

何かのきっかけで距離が縮まったときになってはじめて、自分が自分から離れていたことがわかる。そういうときに自分を振り返ると過去の自分との距離が見え、いつのまにか慣れ親しんで見えなくなっていた自分の古い解釈が見えてくる。

自分から離れていた自分は、自分よりもいつも先にばかり進んでいた自分であったり、自分以外のものを自分だと思い込んでいた自分であったり、自分を自分以外のもので支えざるをえなかった自分であったり、自分を他人に合わせることばかり考えていた自分であったり、さまざまである。

そんなふうに自分から離れて生きている私たちは、何か現実の自分とはずれた古い解釈の中で自分と世界を理解しているのである。そして、ずれてしまった解釈のせいで、なかなか自分に近づけないでいるのである。

もし、毎日の生活の中で、自分との距離を感じることができたならば、そのときは、古い解釈を再検討するいいチャンスである。

そんなときは、一度自分から離れて、自分らしくなかった自分にちょっぴり絶望して、そして心の純粋な動きに耳を澄ませばよい。きっと、新しい解釈が見えてくるはずである。

さまざまな距離の取り方

これから私は、いくつかの短い物語を紹介したい。物語の登場人物は、いろいろなきっかけで自分との距離に気づき、それをチャンスに自分の古い解釈をつくり変えていった人たちである。

それは、人生を変えるような大きな出来事ではないかもしれない。ほんのちょっとした解釈の変更と、ほんの小さな自分の変化であるかもしれない。

しかし、自分を変えていくメカニズムはどれも同じである。自分を変えていくチャンスはどこにでもあると思う。

未来に生きていた人

看護師の優子さんは、小学生になる二人の子供と夫との四人家族である。共働きの上に、三交代勤務という激務をこなしていた。

病院の仕事では、いつも次から次にやってくる患者さんの処置と、看護記録の記載に追われ、仕事の合間には家事と育児に追われ、さらに、その忙しい合間をぬって看護の研修に参加したり、勉強会に出席したり、時間はいくらあっても足りなかった。だから、彼女の頭の中はいつも次のスケジュールでいっぱいだった。

その彼女が自分との距離に気づいたのは、忙しい最中に無理をして出席した病院の講演会であった。講演のテーマは「自己実現」。優子さんはいつもの習慣で講演が始まる前から終わった後の自分の行動予定を考えていた。そして、予定どおり会が終了するかと時計を気にしながらも、いつしか講師の話に聞き入っていた。

「自己実現している人は、どんなときでも自分の行動に納得しています。みなさん方は、どうでしょうか。いま、ここで、私の講演に参加していることに納得していますか。この会には義理や付き合いで出席した方もいるかもしれませんが、最終的にこの会に出席するという自分の行動を決めたのはみなさんご自身です。……」

いま、ここで、自分に納得……という言葉が頭に響き、半ば習慣的に自分の腕時計に視線を落としたとき、優子さんはハッとして、自分との距離に気づいた。

私は、いま、ここの、自分に納得していない。いつも、先のことばかり考えている。そして、いつのまにか私は、だれに対してということはないが、時間が足りないことを恨んでいる。この講演会も自分の希望で来たはずなのに、会が始まる前には、なんとなく出席することに義務感すら感じていた。「いま、ここに」いることに自分は本当に納得しているのかしら。

彼女は以前自分が興味のない看護研修に出席しなければならなかったことを思い出した。

あのときは、「命令で研修に出されたのだからしょうがない。本当は自分の仕事を片付けておきたかったのに……」という思いで研修に参加した。聞きたくもない話を聞かせられる。無駄な時間だ。私が不幸なのは私に研修を命じた師長のせいだ。早く講義が終わってほしい。私にはやらなければならないことがたくさんある。これが終わったら早く仕事を片付けよう。そんなふうに、心は先へ、先へと急《せ》いていた。

もし、あのとき、私が先のことばかり考えていないで、そのときの自分を感じることができたなら、私はあんな嫌な時間を過ごさなくてもすんだはずだ。聞きたくない話ならば昼寝をしていてもよかったし、こっそり小説を読むこともできた。せっかくの自分の時間を無駄にしてしまったのは、自分のせいかもしれない。考えてみれば、私はいつもあの研修会のときのように先のことばかり考えて過ごしてはいなかっただろうか。

何をするにもいつも終わったときのことばかり考えて生きていなかっただろうか。いつも、自分はそこにいたはずなのに、私はいつも未来に生きていたような気がする。

そう考えたとき、彼女は新しい自分をつくりはじめた。数日たって自分なりにまとめた生活の方針は次のようであった。

方針のその一は、時間はどんなに忙しくても自分のものであり、自分に決定権があること。その二は、やらなくてはならないことと、自分がしたいこととを分けて考えること。その三は、どうしてもやらなくてはならないことは、子供たちと自分たちの生活費を稼ぐこと、これだけであること。

やらなくてはならないこと以外は、たとえ予定どおりスケジュールがこなせなくても私や私の家族が死ぬわけではないことを絶対に忘れないようにしよう……。すると、彼女は自分がしたいことにあてられる時間が意外と多いことに気づいた。自分がしたいことはいつやめてもいいことであるし、やめたくなければ続ければいいことである。それは私だけの時間である。私の時間は私が自由に使っていい時間だ。その時間を未来のために犠牲にすることはない。その場で自由に使おう。

いつも先のことばかり考えているよりも、結局はこのほうが時間が有効に使える。

彼女は頭を切り替えるということを覚えた。頭を切り替えるとは、自分はこれから一時間、このことのために没入する、と決めて、それ以外のことは忘れてしまう思い切りのよさである。思い切りのよさを支えていたものは、実は、人生は自分の決めた予定どおりには進まないものだ、という彼女のそれまでの経験であった。ならば、くよくよ心配しても始まらない、せっかくだから自由に使おう、ということである。

忙しくて頭に血が上ってきたときには、この方針を思い出して一度大きく深呼吸する。すると、身体の緊張がとれて、時間の流れが変わる。

自分を反省しつづけてきた人

俊男さんは三九歳のまじめなアルコール依存症の患者さんである。これまで何度となく断酒の誓いをたて、そのたびごとに生活保護の給付を受けながら入院治療を受け、また何度となく失敗を繰り返していた。お酒が原因で妻を失い、家族を失い、家を失い、財産を失い、そしてひとりぼっちになって久しかった。

アルコール依存症という病気は、何度も何度も断酒を決意して生活を立て直そうとするが、ほんのちょっとした気のゆるみから酒に手を出してしまう。一度手をつけると数週間の間、「連続飲酒発作」と呼ばれる病態に入り込んでしまい、それこそ浴びるように酒を飲みつづけて身体も心もぼろぼろにしてしまう病気である。

しかし私は、今回の失敗が彼にとって最後になるだろうと期待している。なぜなら今回は、彼が自分の失敗に対して、いままでと違う解釈を始めたからである。ぼろぼろになった身体を引きずって外来を訪れたとき、彼はそれまでと違って、自分の失敗を反省しなくなったからなのである。

大まじめに反省する彼よりも、反省しないでいる彼のほうが、なぜかずっと彼らしかったし、ずっといきいきしていた。それどころか自分の失敗の経過を語る口調には、自信のようなものさえ感じられた。

私は、彼は本当の自分に一歩も二歩も近づいたな、と思った。そして、彼は自分の新しい解釈を語りはじめた。

「あのとき、どうして自分が酒に手を出してしまったかは、よくわからない。でも、はっきりしているのはいままでとは違って、なるべくしてなった、という思いが浮かんでくることです。失敗したのは自分の責任だからもっと反省しなければならないという思いも一方にあるけれど、自分の失敗はあのとき自分の意志が弱かったとか、意気地がなかったからとかいうのではなくて、何かもっと何カ月も前から準備されていたような気がする。そんなちっぽけな自分じゃなくて、もっと大きな嵐の中で、自分は何度も何度も失敗してきたようだ。だから、今回の失敗は自分を責めてもしようがない。自分の小さな力では手が出せなかったような気がするのです。自分は、自分やお酒をコントロールできないと思う。まったく無力です」

約一カ月に及ぶ連続飲酒発作の後、彼は自分で酒をやめ、水とジュースだけで一週間暮らし、三週間目に外来を訪れたのである。身体はぼろぼろであったが、最後まで入院したいとは口にしなかった。

彼の解釈は大きく変わっていた。

古い解釈では、彼は自分で酒をやめられると思っていた。

だから、何度も何度も決心をして断酒した。血を吐くような苦しみも何回も経験しているから、その決心に嘘はなかった。彼は誓いをたて、今度こそ自分の欲求に打ち勝って、今度こそ自分をコントロールして、断酒をやり遂げようとしてきたのである。しかし、その度ごとに断酒は失敗した。失敗は、後悔と反省を彼から引き出し、さらに強い決意表明の言葉を見つけ出させたが、彼自身を変えることはなかった。失敗して自分を責め、反省することは、彼の変わらぬ性格であった。

ところが新しい解釈では、彼は断酒は不可能であると思っている。酒を飲んでしまうのは、自分の運命の一部である。断酒をすることは自分の運命を変えるほどに難しい。彼は、自分の運命の流れを見たのである。抗し難い力に流されている。

だから、彼は反省は無駄だと思った。

反省しなくなったのは、尊大になったからでも、不遜《ふそん》になったからでもない。それは、自分に近づいたからである。

反省しなくなったのは、自分自身に近づく進歩であった。

反省しなくなったアルコール依存症の患者は治癒すると、私はかねがね思っている。それほどこの病気には根が深いところがあり、自分を変えなければ治らない病気なのだ。

俊男さんは、入院もせず無事、断酒を続けている。

自分を抑えている人

お酒を飲むと急に大きなことを言いはじめて人柄が変わってしまう人がいる。これはアルコールという中枢神経系に作用する薬物の効果である。アルコールは大脳皮質を麻痺させる薬理作用を持っているが、大脳皮質が麻痺した結果、理性の抑制がとれて、いつも抑えられていた本音が飛び出してくるのである。このとき、普段は見えない自分が顔を出す。

だから、酔っぱらうことは、自分との距離を測り直すとてもいいチャンスである。酔っぱらっているときの自分と、シラフでいるときの自分とどっちの自分が好きか、じっくり考えてみるとおもしろい。

両方好きであれば、二つの自分の距離は同じである。その人のお酒は健康なお酒である。

酔っぱらって、いつのまにか寝込んでしまう人は、お酒にとても正直な脳を持っている人である。この人は酔っぱらっている自分が嫌いにはならない。素直な反応だからである。酔っぱらって、少し多弁に、少し元気になる人、言いたいことが言えて会話を楽しむことができる人も、自分が嫌いにならない。こういった人たちは、シラフの自分と酔った自分とを両方一緒にまとめて、自分だと考えることができる、健康な酒のみである。

酔っぱらった自分は嫌いで、シラフの自分のほうが好きなら、二つの自分は本当の自分から異なる距離にあることになる。

酔っぱらって、シラフでは言えない悪口を言ってしまったりすると、翌日後悔する。悪口を言ってしまった自分を嫌いになる。あるいは、人から嫌われるのではないかという理由で、自分を嫌いになる。酔っぱらって、はしゃぎすぎたときも、自分が嫌いになる。自分の人格がお酒で変わってしまったことが、許せないのである。何か普段隠していたものがバレてしまったように人から思われないか、と変わってしまった自分を嫌う。

こういった人たちは、二つの自分を持っており、その二つの自分の差が許せない自分との距離である。

この距離が大きくなりすぎるとアルコール依存症になってしまうことがある。二つの自分の距離が異なるとき、どちらがより自分らしい自分であるかは、一概には言えない。普通、酔っぱらいはシラフのときは酔っている自分を嫌い、酔っているときはまじめな自分を嫌っているからである。

まとめて言えば、たとえば酔っぱらって本音を出して上司の悪口を言っている自分と、本音を抑えて会社の人間関係に自分を合わせている自分と、その両方を嫌っているのが酔っぱらいの本心であることが多い。だから、もっとも自分に近い自分は両方を嫌っている自分である。この自分に気づきはじめたとき、酔っぱらいの自己変革が始まる。

しかし、この自分に気づくのは少し難しい。なぜなら、彼らは、シラフの自分と酔っぱらった自分との往復で頭がいっぱいであることが多いからである。本当は、自分を嫌っている変わらぬ自分がそこにいるのだが、シラフのときは酔っぱらっている自分を嫌い、酔っぱらっているときはシラフの自分を嫌うことにばかり気を取られているので、両方を嫌っている自分に気がつかないのである。

この三つの自分の差は、微妙な差である。気がつけば、酔っぱらいは自己を変えはじめる。気がつかなければ、酔っぱらいはいつも、本当の自分ではない仮の自分が、もう一方の仮の自分を嫌うという空回りを続ける。

酔っぱらいは会社では上司から頼まれたことは断われない、とてもいい人であることが多い。周りの人にはいつもニコニコして、笑顔を絶やさない。頼みごとをされると「ノー」といえない人間でもある。いつも相手の意向に合わせて、自分を抑えている。

しかし、一度酒を飲みはじめると大きなことを言って、上司や同僚を非難しはじめる。

「あんちきしょう、いつかは俺だって社長になって……」

「会社なんて、くだらない。あいつらは馬鹿だ。……」

いつも自分を我慢していて、いつかは俺だって、いつかは俺だって、と思っている不満が酔ったときに吐き出されるのである。

そういう人にとって、シラフの「いま」はいつも自分の仮の姿で、いつか、本当のときが訪れるまで自分を抑えつづける時間である。いまはその日のための準備、永遠の準備のときである。

酔っぱらいにとっては、いつも「いま」は「自分の」本当の欲求を抑えて「いつか」のためにある。そして、その「いつか」は、自分を変えないかぎりは決して訪れることのない「いつか」なのである。

子供と生きている人

これは、母親が自分を取りもどしたことでその息子の行動が変わったという話である。

その母親の家では、ある朝、いつもと同じように、小学校五年生になる息子は母親に叩き起こされてやっと布団から出た。いつもと同じように時計を見て慌てふためいて、その日の授業に必要なものを急いでカバンに詰め込みはじめた。母親も自分の仕事を持っていたので、早く息子を送り出したかった。横から口を挟みながら、息子の準備を見ていた。家をでなければならない時間は刻々と迫っていた。そして、これもいつものように、本人も母親も、いらいらしはじめていた。そんなときに限って、息子はどうしても縦笛が見つからないと大声で怒り出した。

小学校五年生になる息子に、母親が翌日の授業の用意は寝る前にすませておくように言いつづけていたのは、もう何年も前からである。息子は、返事はいつも素直であったが、いままで一度として準備を整えるということはなかった。

その何年も変わらなかった息子の行動が、がらりと変わったのは、母親が息子との距離に気づいたからである。あまりにも息子に近づきすぎていたことに気づいた母親は、少し息子から離れることにした。というより、母親が少し強くなって息子から離れて自分一人になることができたのである。

彼女は、ある晩、息子とじっくり話し合った。そして、息子に伝えた。これからは、朝は自分で起きること、授業の準備は自分ですること、お母さんはたとえあなたが遅刻しても責任はないこと、である。

息子はいつものようにいい返事をして素直であった。今回のお母さんはずいぶん真剣だなと感じたくらいで、いつものお説教と内容は変わらなかったからである。

翌朝、息子は案の定、なかなか起き出してこなかった。一方、その朝の三〇分間、母親は心の闘いを繰り広げていた。母親はいま起こさなければ息子は遅刻してしまうと、いらいらしはじめ、本当に起こしてやらなくていいのかしらと不安になった。自分が仕事に出かける準備をしながらも心は起きてこない息子への不満でいっぱいになっていた。

しかし何度か深呼吸をして、「エイッ、ここでがんばらなければ」と自分を励ました。

このとき、彼女はいったい自分は何をやっているのだろうと振り返り、これは、自分と息子との問題ではなくて、自分自身の問題であることを自覚した。息子に、朝は自分で起きるようにと言いながら、毎朝、自分が起こしてしまっていた。息子が私との約束を守らないのではなく、私が約束を守れないで、先に手出ししてきたのだと。

長年続いていた息子の問題ではじめて、自分の中の距離に気づいた。

その日、息子はいつもより一〇分遅刻して家を出て、案の定、学校にも遅刻した。その晩、息子は翌日の授業の準備をして寝た。翌朝もぎりぎりまで寝ていたが、準備をしていたおかげで、定刻に家を出ることができた。

日常生活の中で、私たちは毎日毎日、自分との距離を感じる瞬間を、実にいろいろたくさん持っているはずである。

反省や自己嫌悪、うしろめたさ、イライラ感、不安、落ち着きのなさ、あるいは自分はいつも同じことを繰り返しているという不全感……これらはみんな、心の純粋性が感じ、自分との距離の違いを伝える、私たちへのメッセージである。

このメッセージに気づいたら、そのとき現れてきたいくつかの異なる自分の中から、自分を肯定できる自分、自分を褒めてあげられる自分、惨めにならない自分、すっきりする自分、つまりポジティブな自分を探し出せばよい。それが本当の自分に近い自分である。

もし、いくら考えてもその自分が見つからなかったら、見つけようとしている自分がもっとも近い自分である。

エピローグ　運命を動かす

運命という客観性

私たちが新しい精神の発達で獲得したものは、主観性である。この主観性という言葉に対立するものは、客観性である。

私は、この本を終えるにあたって、この主観性と客観性という二つの関係をもう一度考え直してみたい。

なぜなら、私たちが本当に自分を変えていくことができるのか、否か。これを決定するには、この主観性と客観性との関係をどう理解するかにかかっていると思うからである。

運命と、私の意志

客観性とは、自分の考えや気分では変えられない、自分とは独立した物事の動きのことをいう。私たちは空想の中で、スーパーマンになったり、素晴らしい美女に出会ったり、あるいは大金持ちになったり、自由自在である。空想の内容は自分の考えや、欲求や気分で自由に変えられる。だから、空想は、私の主観的なものなのである。

しかし、現実の世界ではスーパーマンになって、空を飛ぶことはできない。そこにはニュートンの法則という客観的な力が働いているからである。私が空に飛び出そうとしても、残念ながらニュートンの力によって地面に叩きつけられてしまうであろう。また、望んだからといって急に大金持ちにはなれない。そこには、一国の経済の法則という客観的な力が働いているからである。経済のメカニズムによって、お金は集まるべきところに集まって、あまり集まらないところには、集まらない。

自分の力では変えられないもの、私から離れて独立に動いているもの、それが客観性である。

この世界の中で客観性とは、あらゆる事物を動かしているもの、私たちの意志とは独立した、自然の法則や経済の動きである。

また、客観性というものを私の人生の中で考えてみれば、それは私の意志とは独立に私の行く末を決めている力、私の運命である。

私たちが運命を思うのは、自分が気がつかない間に、何か必然的な力によって自分が動いていた、あるいは動かされていたと感じるときである。

運命とは、自分の意志とは無関係に、自分とは独立した何か（それは、神様でもいいし、物理の法則のような客観的な法則でもいい）によってあらかじめ決められていた人生のコースである。

客観性は私たちの主観性の前に立ちはだかり、私たちの希望を打ち砕き、私たちの自由を制限しているものである。客観性というものは、私たちの前で厳然として動かない。

運命というものは、私の知らないところで私の人生を決め、私が自分を変えたいという私の希望を打ち砕き、私の自由を制限しているものである。それは、私の前で厳然として動かない。

本当に、人は変われるか。

この問いに答えるためには、運命＝客観性と、私の意志＝主観性との二つの関係を明らかにしなくてはならない。

もし、客観性（運命）というものが右に述べたように、厳然として主観性（意志）

の前に立ちはだかるなら、私たちの人生には自由というものがなくなってしまう。私たちは客観的な法則に従うだけで、自分で自分の行く末を決めることはできない。自分で自分を変えたいと思っても、勝手にそんなことはできない。運命という客観性が厳然として私たちの人生を決めているからである。

また逆に、もし、私の意志（主観性）というものが、運命（客観性）の中にすべて呑み込まれないで、運命から離れ、運命を知り、運命を変える力を持っているのならば、私は自分を変えることができる。

人は自分を変えられるか。

それは、主観性と客観性との関係いかんで決まってくるのである。

私が本書の最後で考えたいことは、この両者の関係である。

運命と意志

私の自由な意志（＝主観性）と、私の意志によっては変えられない運命（＝客観性）の二つの関係を突き詰めて考えていくとどうなるであろうか。

人生には自分では決められないことがたくさんあるではないか。「私はもっとお金持ちの家に生まれたかったと思っているのに」「私はもっと美しい人に生まれたかったのに……」と考えるとき、自分の意志とはかけ離れたところで決められた人生に運命を見いださないであろうか。自分が知らないうちに決められてしまったもの、それは運命である。

しかし、運命という人生の必然性ばかり考えてきてしまうと、私たちの人生には自分の意志や選択の余地というものがなくなってしまう。

人生には、それを自分で選択できる自由は残されていないのであろうか。自分を変える自由はないのであろうか。

人生の選択などと大げさなことを持ち出さなくても、明日、自分が何をするのか、という選択でもいい。明日の日曜日、家でのんびりテレビでサッカーでも見ているのか、あるいは、久しぶりに早起きしてお弁当をつくって、郊外までハイキングに出かけるのか。この選択は私自身の意志によって決められる。どちらも自由に選ぶことができるはずである。

だから、人生は運命という必然性ばかりではないように思える。自分が運命を変えようと思えば、変えられるのである。今日の生活、明日の生活は少なくとも、私が決められる気がする。人生はその毎日の選択の結果である。

運命というものは、まったくないと言い切るのも間違いだし、運命がすべてを決めていると考えるのも、やはり間違っていると思う。

しかしここでは、もはや、曖昧な結論は許されない。運命は私たちにとって、曖昧なままにはできない、重要な問題であるのだ。

運命と私たちの意志についての折衷《せっちゅう》的な考え、たとえば「運命はある程度、私たちにとってやむをえないものだが、私たちはその運命を少しは変えられる」といった答えならば、だれにでも思いつく。しかし、このような曖昧な答えは実際には何の役にも立たない気休めでしかないであろう。「ある程度」なら、どこまでか。どこまでは変えることが可能で、どこからは不可能であるのかを言い切らなければ、私たちは満足できない。

私ははっきり、人は変われる、と結論を出す。

身体に浸透していく主観性

私の意志と、私の身体との関係を例にして、主観性と客観性との関係を考えてみたい。

私の身体（＝客観性）と、それを動かしている私の意志（＝主観性）との関係である。ここに、私の意志と運命との関係を見る鍵がある。それは、私たちは運命という客観性の前で自分を自由に変えていけるか、という問いに対する答えである。

まず、私の身体は何によってつくられ、何によって動いているかを考えてみる。

私たちの身体は、約五〇兆個という途方もない数の細胞からできあがっている。脳をつくっている神経細胞、肝臓をつくっている肝細胞、血液をつくっている赤血球や白血球（ともに細胞である）、筋肉をつくっている筋繊維（細胞）……など、身体は細胞の集まりである。

これらの細胞が働き、動くことで私たちの身体は生きている。

では、その細胞は何によって動いているか。それは、生化学によって明らかにされた客観的な法則、化学反応の法則によってである。身体の中のあらゆる動きは化学反応の式に沿って制御されている。食べたご飯からグルコースがつくられ、グルコースが分解されてＡＴＰ（アデノシン三リン酸）という強力なエネルギー物質がつくられ、これが筋肉を動かし、私たちの身体を動かす。

こういった身体の中の動きをすべて制御している化学反応の式は、もっと突き詰めていくと、さらに基本的な物理学の法則によって組み立てられていることがわかる。だから、ご飯からエネルギーが作られる過程も含めて、あらゆる身体の代謝は物理学の法則に従う。身体の中に起こることで、物理学の法則で説明できないことはない。

もし、物理の法則に違反するような動きを身体の中に発見したら、ノーベル賞を一〇個あげても足りないくらいである。

このように、私の身体は客観的な自然法則によって動いている。これは、だれしも否定することができない事実である。

たとえば、私が自分の指を使ってワープロに文章を打ち込んでいるリズミカルな運動は、細かい指の筋肉の動きの結果である。筋肉はその中にある筋繊維という細胞でできており、さらに筋繊維はその中にあるアクチンとミオシンという二つのタンパク質でできている。アクチンとミオシンはＡＴＰという物質からエネルギーの供給を受け、物理と化学の法則に基づいて互いに引き合い、その結果、筋肉が収縮したり、弛緩したりする。つまり、私の指の動きは物理と化学の法則に従っている。

では、その筋肉に命令を与えて動かそうとしているのは、何であろうか。それは、運動神経と呼ばれる神経で、その末端からアセチルコリンという分子が分泌されると筋肉の膜の表面に電気的な変化を起こし、それがアクチンとミオシンに伝えられ、筋肉が動きはじめる。この一連の流れは、やはりすべて物理と化学の法則に従っている。

さらに、運動神経には、どこから命令が来るのか。それは、大脳の中心前回運動野と呼ばれる部分に集合している神経細胞からである。この神経細胞自身の動き、つまり、その中で営まれている複雑な代謝も当然、物理と化学の法則に従っている。

このように、私の身体のあらゆる動きは自然の法則によって動いている。自然の法則は、私の主観性によっては変えることができない、客観的なものである。それは、私の意志とは、独立に存在する客観性である。

ここで、主観性と客観性の関係が問題となる。

ワープロで文章を書こうとして動き出した身体の一連の動きは、すべて自然の法則に従っているとすれば、そこには、私の主観性が入り込む余地がないようにみえる。あたかも、私の手からは離れた自動的な機械のようである。

しかし、主観性を考えるときに、忘れてはならないことがある。その自動機械を動かしはじめたのは私の意志＝主観性であるということだ。

私の意志がなければ、身体の複雑なメカニズムは動き出さない。私が望んだときだけ、私の身体は動き、望まなければ、動かない。この単純な事実は、私の身体が私の主観性の意のままになっていること、私の主観性のコントロールのもとにあることを示している。

これが、主観性と客観性の関係である。

では、私の意志はどこからやって来て、客観性を動かしているのかということが問題となるであろう。残念ながら、現在までのところ、脳の中のどこに私の意志があるかはわかっていない。しかし、運動神経を動かす脳の神経細胞の中にもすでに私の意志は含まれている。なぜなら、私が望まなければ、脳の神経細胞は動き出さない、という単純な事実から明らかなように、私の意志がどこから来ようが、神経細胞は私の意志を実現させるために動いていることは間違いないからだ。

このとき、神経細胞はもう私の主観性から独立な「客観的な物」ではない。すでに、主観性に利用され、主観性のために動いている「物」であり、私の主観性と対立することはない。

主観性から独立した「客観的な物」は消える。

残ったものは、主観性に浸透された客観性である。

主観性に浸透された神経細胞は、主観性の意志を実現するために、運動神経を動かす。このとき、脳から指の筋肉へとつながる運動神経に、主観性が浸透していく。さらに、運動神経から命令を受けた指の筋肉も私の「主観性が浸透した物」となり、私の意志を実現するために動き出す。

このようにして、私の主観性は客観的な身体の中に無限に浸透していく。これは、すでに記したように、精神の物質化という過程である。

ワープロを叩くとき、私の文章を書きたいという意志は、客観的な法則の中に入り込み、これを動かす。私の主観性は、身体の中に浸透し、これを動かす。私の意志によって、私の神経細胞は動き、運動神経が動き、筋肉が動き、その結果、つぎつぎとワープロの画面の上に文字が現れ、文章が生まれていく。私の意志は、身体という五〇兆個の細胞からなる巨大な客観的システムの中に浸透し、これを動かすのである。

客観性の中に浸透し、思いのままにこれを動かす主観性の質は、主観性の持つ、決断し、行動し、実現する質である。

運命に浸透していく主観性

主観性が客観性の中に浸透し、客観性を動かしているように、意志は運命の中に浸透し、運命を動かす。

私たちの心の中には、知性を包み込み、知性を超える感性と主観性がある。たとえ、知性が解決できなかった問題でも、この感性と主観性は見事な解決をもたらしてくれたことを、私たちは知っている。

「自由と運命」という難しい問題にぶつかったとき、私たちは再び、その心の場にもどればいいのである。心は、持ち前の純粋性でこの問題を解決してくれるはずである。

運命という自分では変えられない客観性と、自分を変えたいという私の主観性が、心の中で正面から互いに向かい合ったとき、この二つの関係は明らかにされる。

運命の自覚のとき——、それは、主観性と客観性の交差点である。

この交差点で、主観性は運命に浸透しはじめ、運命を動かしはじめる。

すでに以前一度探ったことのある心の動き、運命に直面した心の動きを、ここでもう一度たどり直してみようと思う。

心の中の知性の働きが、自分の行く末を予測して、あるいは過去を振り返って、そこに変えられない必然性=運命を見たとき、心は絶望した。はじめ、その絶望の前で心は、身動きできないかのようであった。

しかし、絶望する能力を持っていた心は、運命から目を反らしたり、運命という必然性の前にひれ伏すことはなかった。心は、ただ静かに絶望を見つめることができた。

それは、はじめ、悲しみと重さの交じった感情であった。

ついで、この絶望の中にじっと浸っていると、いつのまにか心は、この悲しみと重さが、実は自分自身であることを知り、それを感じていることを心地よく思いはじめた。

その心地よさは、自分が自分と共にいるという心地よさであった。自分と一緒にいるという、満ち足りた気持ちの中で、悲しみと重さを感じている心は、潤い、慰められる。人が、自分自身を全身で感じているとき、人はこの上ない至福を味わうのである。それは、悲しみの中でも、喜びの中でも、変わることのない至福である。

自分自身を感じたという満足の中で、悲しみや絶望はいつのまにか力を失い、小さなものとなってしまった。十分に堪能された悲しみは次第に消え、心の中は透明になった。

そのとき、運命も、絶望も、悲しみも、すべてを知った心は、再び軽さを感じて動き出す。

「運命なら運命で、いいじゃないか。どうせ変えられないのなら、気が楽だ。私はあらゆる義務から解放された。何をやってもいいのだ。私はいつもここにいる。自分の変わらぬ自分と出会っている」

それは、あきらめることによって、絶望という客観性の重さに肩すかしをくらわせてしまうようである。あきらめという思いがけない行動で霧散してしまった客観性は、重みを失う。

そのとき、主観性は運命の中に浸透しはじめる。どうせ変えられないのなら、私はもう何をやってもいいのだ、と悟った私は運命から自由になる。自由になった私は、自分を好きなように変えはじめる。

その私は、運命の重さを十二分に承知した自分である。客観性の存在を味わい尽くした自分である。その私が動き出すとき、それは運命を避けたり、運命から目を背《そむ》けたりする動きではない。運命ということは、知っている。しかし、私は私の欲するままに自由に動きはじめるのである。

私は運命の中に浸透しはじめ、運命を自由に動かしはじめる。

これが、私たちが運命という絶望に出会ったときに起こる、心の動きである。

そこでは、運命は自由になった私の意志によって、浸透されている。運命は私の意志からは逃れられない。私の自由な主観性は、客観性の中に限りなく浸透して、これを自由に動かしはじめる。

このようにして、人は自分の思いのままに自分を変えはじめる。もっとも重い客観性である運命に出会ったときこそ、私たちの主観性はよりいきいきしてくることを私たちは知っている。

絶望することのできる人は、それを受け容れ、最後には乗り超える。私たちは絶望を通り過ぎることによって、運命を知らなかったときよりも、ずっとより主観的となる。

そして、自分を縛っていた古い客観性という解釈から解放され、自由に動きはじめる。

私たちは自分を変えはじめる。

運命とは、はじめ私の意志とは離れた客観性によって決められたものであったが、それを知ったとき、私たちは主観性に出会い、それを生きはじめるのである。

振り返って私たちは、自分の毎日の生活の中で、自分の思いのままに毎日を生きることをその指針とする。自分の主観性のままに、自分の心の純粋性のままに生きるのである。

私たちが心の底で自分を変えたいと思ったとき、私たちは変わりはじめる。

そのとき、私が自分を変えていくことは、まさに私の運命でもあるのだ。

文庫版あとがき

本書はサブタイトルに、「［大人のこころ］のターニングポイント」とある。心理学分野では、人間の心理発達は、乳幼児期―学童期―思春期―成人期となって、そこで終わると言われている。確かに、乳幼児期から成人期までは心は成長する。幼稚園児より成人のほうが視野は広いし、知識もある、知恵も深い。では、心理発達は本当に成人期で終わるのか、以後、心の発達はないのか？　本書を書こうと思った動機である。

私は今、町中の小さな精神科クリニックで診療している。本書を書いた二二年前は、大病院の診察室であったが、今も昔も変わらずに、私の前で［大人のこころ］が大きく変わり、広く、深くなっていく。心の発達は成人期＝［大人のこころ］では終わらず、さらに発達する。それは二〇年間変わらぬ私の経験である。

そして、変革の力は［大人のこころ］そのものの中にある。その力とは、大人がもっている自分自身を客観視できる能力だ。

客観視ができるというのは、平たく言えば、自分を〝茶化す〟ことができるか、どうかである。

「私って馬鹿なんです。また、夕食の後に、ケーキを食べてしまって、それで、今日は朝から胃が重くて、仕事の集中力落ちてます。これからランチだけど、やっぱりデザート食べちゃうのかな……」

そう言って、笑っていられたら、これは自己の客観視である。そこには、自分をコントロールできない諦めと小さな絶望が織り込まれている。

人は客観視によって自分の状況に絶望し、ついで、それが物事をありのままに見る力となる。なぜなら、絶望の中ではそれまでの古い経験や知恵が役に立たないので、もう一度、自分を見直そうとするからだ。絶望によって新しい自己への感受性が働き始めるのだ。

だから、大人は、ただ自分の心に素直に向かい合えばいい。それが、①客観視になり、②絶望になり、③新しい感受性となる。本書のテーマである「大人のこころ」が成長するための三つの能力である。

人は変われる。大人になっても。いや、大人になってこそ。

本書は私の著作の中でもっとも多くの方々に読んでいただいた本の一つである。「一〇年前に読んだ本を引っ張り出して読み返しました。あらためて勇気と安心をもらいました」と言ってくれる人がいる。それが、このたび、ちくま文庫の一冊に加わることになった。文庫化で、さらに多くの方の心の役に立つことができれば、幸いである。

最後になったが、文庫化にあたって、筑摩書房編集部の羽田雅美さんにお世話になった。深く感謝申し上げたい。

二〇一四年一一月五日　　著者

解説　心のバイブル

中江有里

本書に出会ったのは、確か二十代前半の頃。それまで読書といえばもっぱら小説かエッセイだった。人に勧められて、その本を開いた瞬間を不思議なくらい覚えている。優しく語りかけるような文体に、だんだんと緊張していた心がほぐれていった。読了してから、うまく言葉にはできないが良い時間の中にいた、と思えた。

あれから二十年近くの時間を経て、わたしは四十代になり、この解説を書くために久しぶりに読み返した。そして驚いた。

いまのわたしの考え方、ものの捉え方、人間関係について、これまで自分が獲得してきたと思っていたものが、この本に由来するところが多かったのに気づいた。本書の細かいところは記憶からすっかり消えていたのに、読み進めるうちに記憶の泉が自分のあちこちから湧き出てくるようだった。

一度覚えた九九をそうそう忘れることができないように、かつての自分に沁みわたった本書は、わたしの血となり肉となっていた。まさにわたしのバイブルだったのだ。

自分の話ばかりで恐縮だが、結局のところ本書について語るとき、自分自身の経験を外しては書く事ができない。ご理解いただけたら幸いです。

この本に出会う一年ほど前、わたしは精神的に絶不調の中にいた。理由はよくわからない。知らないうちに深い穴に落ちたように、朝起きられず、夜眠れなくなった。常に睡眠不足で何もする気がおきない。仕事で出かけなくてはならない時は、同じ洋服に袖を通した。洋服が好きで、毎日違う格好をしていたのに、洋服を選ぶ気力すらも失われてしまった。

周りの人は口には出さなかったが、そんなわたしを変に思っていただろう。のちにあるスタッフに「中江さん、暗くて暗くて、どうしようかと思うくらいだった」と言われた。「そりゃそうだろうな」とかつての自分を思い出して苦笑した。

本書に登場する清水謙一さんは、突然左足を失って自暴自棄状態にあった。ある日、朝の光を美しいと感じ、それから清水さんは変わっていくが、わたしが落ち込みから脱する機会となったのは、仕事でフランス・パリを訪れた時のことだった。

初めてのパリに心躍ることもなく、仕事以外はどこへも行かず、ホテルの窓から隣り合う広場を見下ろしていた。人が絶え間なく行き交う石畳の広場をどのくらい見ていたのだろう。突然それまで重く体にのしかかっていた圧がふっと軽くなるのを感じた。今の悩みは取るにたりない些細なものかもしれない、と考えた。自分の体験と清水さんの体験がもしかして似たものかもしれない、と思い至るのにそれほど時間はかからなかった。わたしは広場を行き交う人々を見ているうちに、日本から離れた国にこんなにたくさん人がいる。生活様式は違っても、みな淡々と暮らしている、という事を目の当たりにしただけだった。その後、徐々に生活は改善し、きちんと眠れるようになり、気力も取り戻した。

心はすごい。わたしが何をしたわけでもないのに、自分という人間を見捨てないでくれた。一体何が起こったのか、それは本書で繰り返される「解釈」の問題だろう。人は誰も心を持っているが、その形も体のどこにあるかもわからない。見えないけどたしかに心の存在を感じている。その心がある出来事を「解釈」する。

炊事中、手を滑らせて皿を割ったとする。それを自分の不注意と思うのは当然だが、人によっては不吉の始まりと捉える人もいるし、自分に降りかかるはずの不幸を代わりにかぶってくれたと考える人がいる。どちらも同じ皿が割れた事象だが、捉え方、解釈によって全く違うものになる。

先のパリでの出来事を自分なりに解釈するならこうだ。当時のわたしは周囲が理想とする自分と、現実の自分との乖離に苦しんでいた。理想とされる自分になりたい。でも現実から離れられない。どうすればよいのかわからず、心が引き裂かれるような気持ちでいた。

理想とか現実とかどうでもいい、と思えるようになったのがパリでの出来事だった。わたしは人が想像する自分にも、自分が理想とする自分にもなれず、みっともない自分、実力のない自分をなかなか認めることができなかった。理想と現実のどちらにも自分の居場所がなかった。それならばどっちにも与せず、ありのままのわたし自身でいるしかない、と開き直ったのだ。

心には三つの能力がある、と本書には記されている。第一の能力は、自分から離れることができる能力。第二の能力は、絶望することができる能力。そして第三の能力は、純粋性を感じることのできる能力。現在の解釈を超えてより深い解釈を生み出すことで、人間は古い自分を乗り越えていく。人が生まれつき持っているという能力は、ある程度年齢を重ね、経験を積まなければ発揮できない能力だとある。

わたしは、いまだ理想の自分と現実の自分の狭間にいる。でも以前のような苦しみはない。ある意味あきらめの境地にいる。自分を取り巻く世界はこういうもの、と舞台セットでも見る演者のような気持ちなのだ。セットが変えられないのは、自分の責任ではない。セットは監督と美術のものだ。演者はその場にふさわしい演技をすることに専念したほうがいい。

「あきらめ」や「開き直り」と書いたが、これらは物事をよくするのではなく、大きな嵐をやり過ごすための魔法の言葉だと考えている。嵐が来たらそれを怖がるのではなく、その場から離れるなり、嵐を避ける行動や工夫をすることだ。何を最優先にするかを忘れて、気象や自然災害を恐れるだけでは命がいくつあっても足りなくなる。

本書に登場する主婦の浩子さんは、家庭の問題を自分の責任と悩んでいたが「あきらめました」と言ってから明るくなった。浩子さんが手にしたのは、心の自由だ。心の自由は心の能力と同じく最初から備わっている。そのことに気づくかどうかなのだろう。

若い時に本書に触れたことで、すばらしい体験ができて本当に良かった。しかしあらためて読み返してドキリとするところもあった。それは二十代の時には遠い未来と読んでいた箇所――心の持つ能力を使いこなせるのは多くの人の場合四十代から五十代とある。

本書の内容は初めて読んだ時と変わらないが、わたしは今四十代に入っている。年を重ね、年相応の経験を積んできた自負はある。つまりようやく心の能力を使いこなせる時期が来たのだ。

人生に保証はない。不安は常に消えないし、どんな困難が待ち受けているのかもわからない。

でもどんな時も命の限り生き続けるしかない。その運命を背負いながら、その運命を客観的に眺めることができるのは、本書のおかげだ。

人は変われる。心の素晴らしい能力を使いこなすのは、わたし自身だ。変わることを恐れず、新たな自分に出会うことを楽しみに、この本を心のバイブルとしたい。

（なかえゆり・女優）

本書は二〇〇一年九月、三五館より刊行された。

新版 思考の整理学　外山滋比古
「東大・京大で1番読まれた本」で知られる〈知のバイブル〉の増補改訂版。2009年の東京大学での講義を新収録し読みやすい活字になりました。

質問力　齋藤孝
コミュニケーション上達の秘訣は質問力にあり！これさえ磨けば、初対面の人からも深い話が引き出せる。話題の本の、待望の文庫化。（斎藤兆史）

整体入門　野口晴哉
日本の東洋医学を代表する著者による初心者向け野口整体のポイント。体の偏りを正す基本の「活元運動」から目的別の運動まで。（伊藤桂一）

命売ります　三島由紀夫
自殺に失敗し、「命売ります。お好きな目的にお使い下さい」という突飛な広告を出した男のもとに、現われたのは？（種村季弘）

こちらあみ子　今村夏子
あみ子の純粋な行動が周囲の人々を否応なく変えていく。第26回太宰治賞、第24回三島由紀夫賞受賞作。書き下ろし「チズさん」収録。（町田康／穂村弘）

ベルリンは晴れているか　深緑野分
終戦直後のベルリンで恩人の不審死を知ったアウグステは彼の甥に訃報を届けに陽気な泥棒と旅立つ。歴史ミステリの傑作が遂に文庫化！（酒寄進一）

向田邦子ベスト・エッセイ　向田邦子　向田和子編
いまも人々に読み継がれている向田邦子。その随筆の中から、家族、食、生き物、こだわりの品、旅、仕事、私……、といったテーマで選ぶ。（角田光代）

倚りかからず　茨木のり子
もはや／いかなる権威にも倚りかかりたくはない……話題の単行本に3篇の詩を加え、高瀬省三氏の絵を添えて贈る決定版詩集。（山根基世）

るきさん　高野文子
のんびりしていてマイペース、だけどどっかヘンテコな、るきさんの日常生活って？　独特な色使いが光るオールカラー。ポケットに一冊どうぞ。

劇画 ヒットラー　水木しげる
ドイツ民衆を熱狂させた独裁者アドルフ・ヒットラーとはどんな人間だったのか。ヒットラー誕生からその死まで、骨太な筆致で描く伝記漫画。

ねにもつタイプ　岸本佐知子

何となく気になることにこだわる、ねにもつ。思索、奇想、妄想はばたく脳内ワールドをリズミカルな名短文でつづる。第23回講談社エッセイ賞受賞。

TOKYO STYLE　都築響一

小さい部屋が、わが宇宙。ごちゃごちゃと、しかし快適に暮らす、僕らの本当のトウキョウ・スタイルはこんなものだ！　話題の写真集文庫化！

自分の仕事をつくる　西村佳哲

仕事をすることは会社に勤めること、ではない。仕事を「自分の仕事」にできた人たちに学ぶ、働き方のデザインの仕方とは。（稲本喜則）

世界がわかる宗教社会学入門　橋爪大三郎

宗教なんてうさんくさい!?　でも宗教は文化や価値観の骨格であり、それゆえ紛争のタネにもなる。世界宗教のエッセンスがわかる充実の入門書。

ハーメルンの笛吹き男　阿部謹也

「笛吹き男」伝説の裏に隠された謎はなにか？　十三世紀ヨーロッパの小さな村で起きた事件を手がかりに中世における「差別」を解明。（石牟礼道子）

増補　日本語が亡びるとき　水村美苗

明治以来豊かな近代文学を生み出してきた日本語が、いま、大きな岐路に立っている。我々にとって言語とは何なのか。第8回小林秀雄賞受賞作に大幅増補。

子は親を救うために「心の病」になる　高橋和巳

子は親が好きだからこそ「心の病」になり、親を救おうとしている。精神科医である著者が説く、親子という「生きづらさ」の原点とその解決法。

クマにあったらどうするか　姉崎等　片山龍峯

「クマは師匠」と語り遺した狩人が、アイヌ民族の知恵と自身の経験から導き出した超実践クマ対処法。クマと人間の共存する形が見えてくる。（遠藤ケイ）

脳はなぜ「心」を作ったのか　前野隆司

「意識」とは何か。どこまでが「私」なのか。死んだら「心」はどうなるのか。――「意識」と「心」の謎に挑んだ話題の本の文庫化。（夢枕獏）

しかもフタが無い　ヨシタケシンスケ

「絵本の種」となるアイデアスケッチがそのまま本に。くすっと笑えて、なぜかほっとするイラスト集です。ヨシタケさんの「頭の中」に読者をご招待！

ちくま文庫

人《ひと》は変《か》われる
――「大人《おとな》のこころ」のターニングポイント

二〇一四年十二月十日　第一刷発行
二〇二五年　二月五日　第六刷発行

著者　高橋和巳（たかはし・かずみ）
発行者　増田健史
発行所　株式会社　筑摩書房
東京都台東区蔵前二―五―三　〒一一一―八七五五
電話番号　〇三―五六八七―二六〇一（代表）
装幀者　安野光雅
印刷所　三松堂印刷株式会社
製本所　三松堂印刷株式会社

ISBN978-4-480-43229-2　C0111